実践！
介護フットケア

元気に歩く「足」のために

監修 **西田 壽代**
Hisayo Nishida

講談社

はじめに

誰しもが、「歩く」という行為がいつかできなくなると、頭ではわかっていても、それを切実に感じるのは、自分がそうなった時、もしくは、自分の身近な人をお世話する立場になった時ではないでしょうか。足は、目の届きにくい体の先端にあり、例えば靴ずれや巻き爪などで痛みを感じ、歩くことに支障が出るなど、何かあった時にはじめて意識が向く場所かもしれません。

巻き爪になると痛くて歩かなくなり、実は人によっては、それが引きこもりの原因や転倒のきっかけになることがあります。万が一転んで骨折をしてしまうと、安静にする時間が長くなり、それによって足の筋肉が衰えていき、血液循環が悪くなったり、動かないことが高じて寝たきりになったりする方もいます。

私は病院やクリニックといった医療機関だけでなく、訪問看護、高齢者施設などの介護現場でも、足や傷のケアの専門家として関わらせていただいています。これまでたくさんのトラブルを抱えた足を見てきましたが、「若いうちからもっと足に気をつけていれば、こうならなかったかもしれない」とおっしゃる方が少なくありません。また、爪が厚く硬くなって、家の爪切りでは思ったように切れずに困っていたけれど、相談にのったり対応したりしてくれる場所があることを知らなかったとおっしゃる方もいます。

足は体の位置づけとしては、低く見られがちです。また年のせいだからと、多少痛くても様子を見てしまう方が少なくないのではないでしょうか。

足は「第2の心臓」といわれますが、狭心症や心筋梗塞の症状と同様

2

に、下腿部（ひざ下〜くるぶしまで）の血管が細くなったり詰まったりすると、血の巡りが悪くなって痛みが出ます。こうした症状が強くなり、「足の動脈硬化」が進行すると、その死亡率は大腸がんと同じくらいかそれ以上ともいわれています。つまり、足から命を失うきっかけとなることもあるのです。

　これらは、普段の足のケアの積み重ねで予防できることも少なくありません。巻き爪や爪が厚くなる肥厚爪（ひこうそう）、角質の一部が硬く厚くなるタコやウオノメ、踵（かかと）のひび割れなどは、「足の生活習慣病」と私は思っています。ですので、日ごろから気をつけ、意識をもってケアを継続することが、皆様の足を守る第一歩になると信じています。

　本書は、足のケアを介護に取り入れる必要性を解説し、実際のフットケアの方法を説明するものです。

　この本が、介護を受ける方や介護をする方、介護を仕事としている方のお役に立つなら、これほど嬉しいことはありません。足の苦痛が少しでも取り除かれ、足から幸せが広がることを心から願っております。

　最後になりましたが、改めて、講談社の堀越さん、中満さん、そして原井さん、本当にありがとうございました。

　2013年にお話をいただき、生まれるまでに長い年月を要したこの本への思いが、手に取ってくださる方々に伝わり、足を大切にする気持ちはぐくまれますように。

2021年3月　西田 壽代

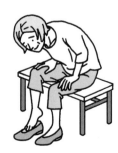

第5章 日常生活編

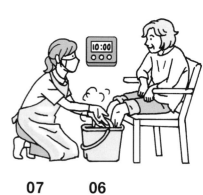

83

■ 装幀・本文デザイン・レイアウト・DTP……山原　望
■ カバーイラスト・本文イラスト……秋田綾子

第1章
介護に役立つフットケア

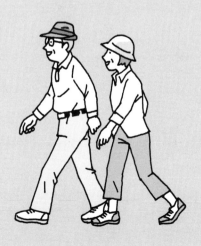

01

第1章
介護に役立つ
フットケア

第2章
高齢になると
足はどうなるのか

第3章 観察編
フットチェック
の仕方

第4章 実践編
フットケアを
やってみよう

第5章
日常生活編

❖ 介 護 の 中 の フ ッ ト ケ ア ❖

高齢者の足や足の爪の健康を保つことは、
高齢者の生活そのものを守ることでもあるのです。

7割以上の高齢者が足や爪に問題を抱えています

足や足の爪に何らかの問題を抱えている高齢者は、65歳以上で7割を超えると言われています。高齢者の足や足の爪は、加齢や疾患により変化が起こりやすく、小さな異変でも、身体機能の低下、長年の生活習慣、持病などの要因が絡み合って、若い頃には思いもよらなかった状態まで悪化する恐れがあります。

高齢者の足のトラブルは生活そのものを変えてしまう

高齢者が足や足の爪にトラブルを抱えたまま気づかずにいると、いつの間にか重症化して、歩くことさえ不自由になる危険があります。高齢者が転ぶと大けがになりやすく、外出できなくなったり動けなくなったりと、生活そのものを変えてしまいます。それまで元気にしていたのに、転倒がきっかけで寝たきりになることもあります。

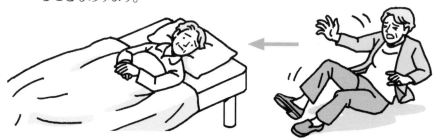

寝たきりの生活になることも　　　　ちょっとした転倒から……

介護になぜフットケアが必要か？

❖ 介護のフットケアの目的 ❖

1. 足と足の爪の健康維持

介護におけるフットケアの第一の目的は、足と足の爪の健康維持です。加齢や長年の生活習慣などで変化している高齢者の足や足の爪の特徴を理解し、それに合わせたケアを行うことが必要です。体と同じように足や足の爪にも気をつけること、その意識を持つことが大切です。

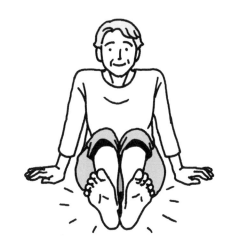

2. 初期の段階で異変に気づく

高齢者と最も接する機会の多い家族や介護職が、ケアを通じて初期の段階で異変に気づくことができれば、重症化のリスクを減らすことができます。「ちょっといつもと違うかな?」と思ったら、看護師や医師、専門家に相談しましょう。

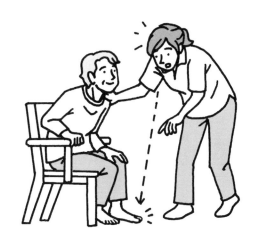

02

フットケアの効果

1. 元気に歩ける

足底は、人が歩く上で唯一、地面に接している部位です。足指は、一歩踏み出すごとに地面を摑み、爪は地面からの力を伝え、足の皮膚、筋肉、関節は地面からさまざまな刺激を受けとっています。これらの働きを円滑にし、元気に歩くためには、足指、足の爪、足の皮膚の健康が不可欠です。

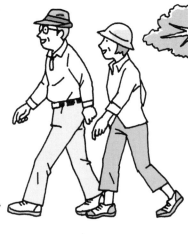

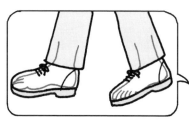

2. 気持ちが明るくなる

高齢者にとって見た目がきれいになることは、気持ちを前向きにしてくれる大切な要素です。閉じこもりがちだったある高齢の女性が、爪切りと保湿のケアの後、心まで軽くなったようで、「久しぶりに外に出てみたい」という気持ちが湧いてきたということがありました。

気持ちが明るくなると、生活そのものもよい状態へと変わっていきます。

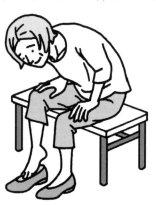

3. 生活の質の向上

高齢者にとって健康な足で元気に歩くことは、
生活の質を高めることにつながっていきます。

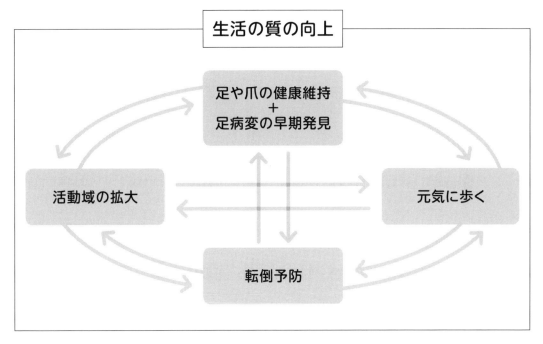

生活の質の向上

足や爪の健康維持
＋
足病変の早期発見

活動域の拡大

元気に歩く

転倒予防

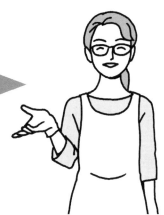

近年、独居老人が増えています。元気に歩くことができれば、外出しようという気持ちも起こり、独居による認知症の進行や孤独死などのリスクを減らす第一歩となります。フットケアは心も足も動かし、このようなリスクを減らす一助にもなり得ると感じています。

震災とフットケア

最近は大災害が増え、他人ごとではない時代となりました。そんな中で震災を思い出すといえば、2011年の東日本大震災を思い出す人も多くいらっしゃると思います。

その日、私は東京の秋葉原でドイツから帰国した年上の友人と食事をしていました。大きくかなり長い時間の揺れで、「とうとう来たか」と覚悟をしたのを思い出します。そして揺れが収まり、誘導に従って建物を出て、いち早く家族のもとにと、駅に止まっていたバスに飛び乗りました。自宅のすぐ近くまでそのバスが走っているのを知っていたので、とてもラッキーだったと思います。一緒にいた友人は、実家のある杉並区まで歩いて帰ったと、後で聞きました。その友人が歩いて帰れたのは、ドイツのシューマイスター（整形靴職人の親方）に紹介してもらった靴を履いていたからとしきりに話していました。いざ！　というときは、やはり自分の足が一番の移動手段となります。靴や靴下、爪や皮膚・角質の状態などを、日ごろから丁寧に整えておきたいものです。

また、避難所では、いわゆるエコノミークラス症候群（肺血栓塞栓症）にならないように、弾性ストッキングが無料で配布されたところもあったようです。ただ、圧が強いハイソックスなので、自分ではけなかったり、しわが寄ったりよられることでかえって痛みが出て、はかなくなる方もいたと聞いています。

物を渡すだけでは問題を解決したことにはなりません。その人の立場になって、納得して取り組みを継続できるように関わることが大切で、それが本当のケアにつながるのではないかと、強く感じました。

仮設住宅では、入居後引きこもりになる高齢者が増えていたようです。自分ができることで、少しでもお役に立てればと思い、私も福島や石巻などでフットケアのボランティアにお伺いしたことがあります。

中でも同じ場所に2年後に行った時のことは、今でも忘れられません。前に来たことを覚えていてくださって、その時にしてもらったことが忘れられないと、いつもは外に出ないおじいさまが、おばあさまの押す車いすに乗って仮設の集会場に来られたのです。爪を切るだけという、心を込めてさせていただいたことが、何年たってもその人の心に残り続けたというのは、とても嬉しいことでした。

第2章
高齢になると足はどうなるのか

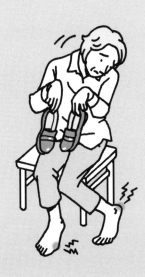

❖ 高齢者に多い皮膚の変化 ❖

高齢になると、足にはさまざまな変化が起こります。
正しいケアをするために、どのように変わるのか知っておきましょう。

バリア機能の低下

皮膚には、細菌から体を守るバリアの役割があります。
皮膚の表面は、発汗や皮脂によって細菌が繁殖しにくい
弱酸性に保たれていますが、加齢によってこれらの分泌
量が減るとアルカリ性に傾き、バリア機能が壊れて細菌に
感染しやすくなります。

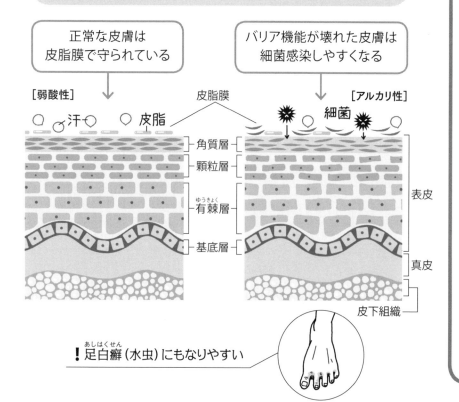

正常な皮膚は
皮脂膜で守られている

バリア機能が壊れた皮膚は
細菌感染しやすくなる

[弱酸性]　汗　皮脂　　皮脂膜　　細菌　[アルカリ性]

角質層
顆粒層
有棘層（ゆうきょく）　表皮
基底層
真皮
皮下組織

！足白癬（あしはくせん）（水虫）にもなりやすい

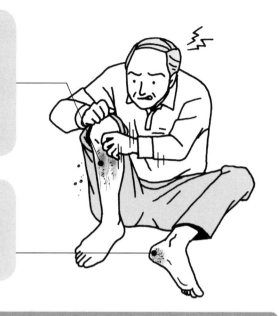

乾　燥

皮膚の潤いを保つ角質層（P14イラスト参照）が剥がれやすく、皮膚の保湿力が低下して乾燥しやすくなり、かゆみを引き起こします。

足底、踵が厚く、硬くなる

足底は長年の刺激で硬くなり、乾燥から踵にはひび割れが起こります。

手の平と足の裏の皮膚

実は人の皮膚には2種類あります。一つは体全体を覆っている皮膚、もう一つは手の平・手指の腹、足の裏・足指の腹の皮膚です。見た目でわかる大きな違いは、これら手や足の皮膚には毛がないことです。毛がないので毛に付属する脂腺という脂（皮脂）を出す器官はありません。そのため基本的に乾燥しやすいのです。

この他の違いとして、手や足の皮膚には、指紋、掌紋、足底紋（足紋ともいいます）があるということ、表皮の構造が、体の皮膚は角質層、顆粒層、有棘層、基底層の4つの層に分かれているのに対し、手や足の皮膚は、角質層と顆粒層の間に淡明層（透明層ともいいます）が加わって5層になっていることが挙げられます。また、表皮の厚さは、体の皮膚は0.06〜0.2mmに対して、手や足の皮膚は約0.4〜1.2mmもあります。触れる、歩くといった手や足の働きを皮膚が助けていることがよくわかります。

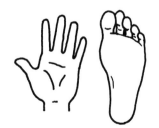

第2章
高齢になると
足はどうなるのか

第1章 介護に役立つ フットケア

第3章 観察編 フットチェック の仕方

第4章 実践編 フットケアを やってみよう

第5章 日常生活編

❖ 高齢者に多い皮膚の病気 ❖

高齢者の足によく見られる皮膚の病気です。
発生する場所や特徴を覚えておきましょう。

足白癬（水虫）

どんな病気?

いわゆる水虫です。白癬菌は、カビの一種、真菌で、角質層のケラチンをエサにしており、免疫機能や皮膚のバリア機能が低下していると感染しやすくなります。体のどこにでも発症し、発症した部位によって呼び方が変わります（爪にできると爪白癬と呼ばれます）。

予防法は?

菌は皮膚のバリア機能が低下していると約24〜48時間で細胞の中に侵入すると言われているので、毎日、足を洗うことを心がけます。直接、間接に接触するとうつる可能性がありますので、白癬にかかっている部位に触れず、バスマットの共有は避けます。糖尿病の持病がある人は免疫力が低下しやすく発症しやすいので、特に注意が必要です。

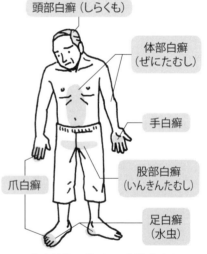

頭部白癬（しらくも）

体部白癬（ぜにたむし）

手白癬

股部白癬（いんきんたむし）

爪白癬

足白癬（水虫）

白癬は体のどこにでも発症する

注意! 白癬は他の感染症も呼び込む

白癬菌は、皮膚表面の角質層を栄養にしているので、それ以上、深く侵入することはめったにありませんが、皮膚のバリア機能（P14参照）を破壊するため、他の菌に感染するリスクが高くなります。

▶足白癬は大きく分けて趾間型、小水疱型、角質増殖型の3つのタイプがあります。
角質増殖型は、過去に趾間型や小水疱型にかかった人がなるといわれています。

1. 趾間型

発生する場所　足の指と指の間。

症状　指の間の薄皮がむける。赤み、かゆみがでる。ひどくなると皮膚がふやけてじくじくする。

2. 小水疱型

発生する場所　主に土踏まず。

症状　小さな水疱（水ぶくれ）ができ、破れるとかさぶたになる。赤くなり、痛がゆい。

これとよく似た症状の皮膚の病気に掌蹠膿疱症があります。間違って判断しないよう、皮膚科で診断してもらいましょう。

3. 角質増殖型

発生する場所　足の裏全体。

症状　角質が乾燥して剝がれた、かさかさしたものが見られる。自覚症状がなく、足全体が乾燥したように見えるため、水虫だとわかりにくい。爪白癬（P26）を併せ持つことも少なくない。

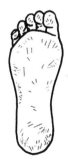

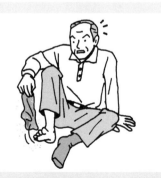

過去に趾間型や小水疱型の足白癬にかかった人がなります。角質増殖型になると、靴下を脱いだ時に、白い粉のような剝がれ落ちた角質が舞うことがあります。

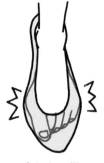

タコ・ウオノメ

どんな病気?

皮膚の1ヵ所に強い圧がかかり続け、その部分の角質層が厚くなった状態です。サイズの合わない靴を履いている、足や足指が変形して靴に当たるなどして、靴の中で習慣的に1ヵ所の皮膚に圧がかかり続けるとできます。

合わない靴は

予防法は?

靴を足に合った形、適正なサイズにします。

ウオノメ

タコ

タコ・ウオノメ

タコやウオノメの原因に

タ コ

できやすい場所

靴などに当たってこすれる場所。主に足底、親指の付け根、親指や小指の付け根の下あたり。

色

変化がないか、白っぽい黄色、黄褐色。

症状

角質層が皮膚の外側に向かって盛り上がり、硬くなる。できてから長年経っていると、皮膚の内側に食い込んでいる場合もある。

皮膚の角質層が外側に盛り上がる

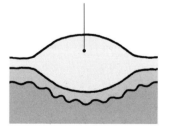

ウオノメ

できやすい場所	足底、小指の関節、小指と薬指の間など。タコの中にもできる。
色	白っぽい黄色。
症状	角質層が皮膚の内側に向かってくさび状に食い込み、中心部が芯のように硬くなる。神経に触れるまで深く入り込むと、圧力が加われば強い痛みを感じる。

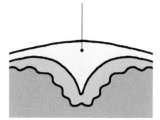

皮膚の角質層が内側に食い込む

ドライスキン（乾皮症）

どんな病気?	角質層の水分が減少して、脛（すね）や踵などが粉を吹いたような状態。かゆみを伴うので、掻いて炎症を起こすこともあります。加齢の他、乾燥した季節の影響、洗いすぎで角質層が破壊されることでも起こります。
予防法は?	ゴシゴシ強く洗わない。洗った後は十分保湿をする。

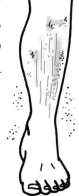

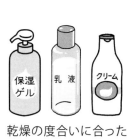

保湿ゲル　乳液　クリーム

乾燥の度合いに合った保湿剤を使う（P76参照）

❖ さまざまに変化している高齢者の足 ❖

　高齢者の足や足指は、加齢による筋肉や脂肪の減少、
長年の生活習慣など、さまざまな要因が絡み合って変化します。

踵の脂肪が減少する

踵には、骨を守るクッションのよう
な役割をする脂肪があります。脂肪
が減少すると、骨は地面から衝撃
を受けやすくなります。

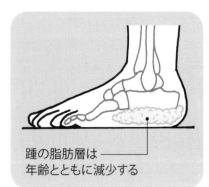

踵の脂肪層は
年齢とともに減少する

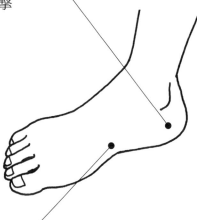

足底のアーチの低下

足底には、内側縦アーチ、外
側縦アーチ、横アーチの3つ
のアーチがあり歩行を助けて
います。アーチを支えている
腱や腱膜が加齢で弱くなると、
アーチが下がり扁平足や開張
足などの変形が起こります。

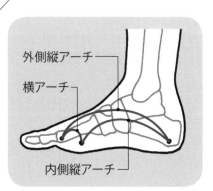

外側縦アーチ
横アーチ
内側縦アーチ

❖ 代 表 的 な 足 の 変 形 ❖

縦アーチが下がる扁平足

足底の縦のアーチが下がると扁平足になります。地面を蹴る力が弱くなって、つまずきや転倒の原因にもなります。

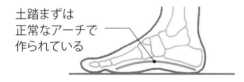

土踏まずは
正常なアーチで
作られている

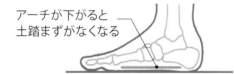

アーチが下がると
土踏まずがなくなる

横アーチが下がる開張足

足指の付け根あたりにある中足骨（ちゅうそくこつ）という5本の骨が扇形に広がった状態。外反母趾（がいはんぼし）や内反小趾（ないはんしょうし）の足に見られる。タコやウオノメの原因の一つ。

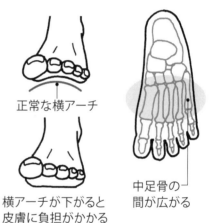

正常な横アーチ

横アーチが下がると
皮膚に負担がかかる

中足骨の
間が広がる

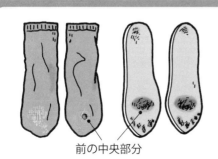

前の中央部分

靴の中敷き（インソール）の前の中央部分がすり減っている、靴下の裏の前の中央部分が薄くなっている場合、横アーチが下がっている可能性が。タコやウオノメも、この位置にできます。

❖ 代表的な足指の変形 ❖

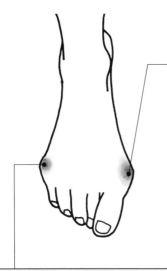

外反母趾

足の親指の付け根の関節が飛び出し、指先が小指側に向かって曲がる。
女性に多く、窮屈な靴を履くことが主な原因。

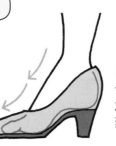

内反小趾

足の小指の付け根の関節が飛び出し、指先が親指側に向かって曲がる。外反母趾同様、窮屈な靴が主な原因。

ヒールの高い靴は、つま先に体重がかかり左ページのような変形の原因にもなる

足や足指の変形が物語るものは……

外反母趾で隣り合う指が重なっていたり、足の裏に硬いタコやウオノメができていたりする女性には、若い時キャリアウーマンで、つま先の細いハイヒールを履いて仕事をバリバリされていた方が多いです。男性では、軍足や安全靴を履いて、爪が変形したという方もいます。若い時からの靴選びが大切なことを、年月を経て足が教えてくれます。

ハンマートゥ	クロウトゥ	マレットトゥ
足の人差し指から小指に起こる変形。第2関節が「く」の字に曲がる。	足の人差し指から小指に起こる変形。第2関節から曲がって丸まったようになる。	足の人差し指から小指に起こる変形。指先の第1関節だけが曲がる。
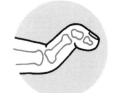	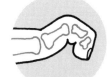	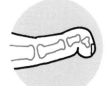

日常的にサイズの合わない靴を履いていると、脱げないように足指を踏ん張るため、足指が縮こまってだんだんと変形していきます。ハンマートゥ、クロウトゥ、マレットトゥは神経障害のある人にも起こりやすい変形です。

足や足指が変形すると……

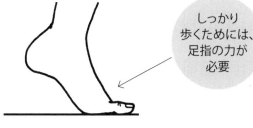

しっかり
歩くためには、
足指の力が
必要

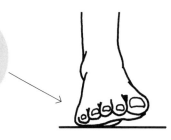

足指が地面をぐっと摑む力（足の把持力）が弱くなり、つまずき、転倒が起きやすくなります。

歩行時のバランスが崩れて1ヵ所に体重がかかり、足指の先端や付け根にタコやウオノメができやすくなります。その痛みで、さらに歩行が困難になることも起こります。

❖ 厚さ、形、色も変わる ❖

　爪は、本来真っすぐ、指と平行に伸びていくものですが、指先が靴に当たる、隣の指の爪に圧迫される、切り方の影響など、長年の習慣により上や横方向に伸びて、厚くなったり変形したりします。色も濁った乳白色や薄茶色になり、白い部分とピンクの部分の境目がわかりにくくなることもあります。

03

爪の変化

第1章　介護に役立つフットケア

第2章　高齢になると足はどうなるのか

第3章　フットチェックの仕方　観察編

第4章　フットケアをやってみよう　実践編

第5章　日常生活編

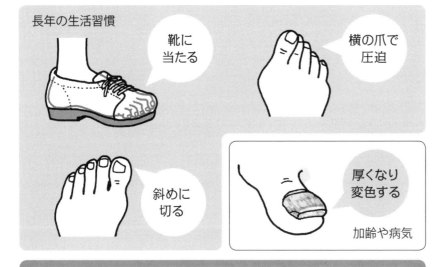

長年の生活習慣

靴に当たる

横の爪で圧迫

斜めに切る

厚くなり変色する

加齢や病気

歩行と爪の形の関係

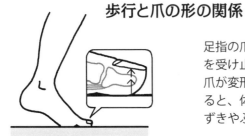

足指の爪は、地面からの力を受け止めています。
爪が変形したり弱ったりすると、体を支えられずつまずきやふらつきの原因に。

爪に力がかかることによって正常な爪の形が保たれています。
高齢者は歩くことが減るので、爪の変形が起きやすいのです。

❖ 代 表 的 な 爪 の 変 形 ❖

巻 き 爪

爪の両側の縁が
内側にいちじるしく
カーブしている。

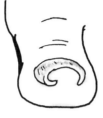

原 因

深爪や合わない靴。
指先を使わずに歩く。
歩けなくなった足でもなる。

陥 入 爪

爪の縁が皮膚に食い込む。
食い込んだ皮膚が赤くなったり
腫れたりして、炎症が起こる。
傷から感染することもある。

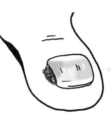

原 因

最も多いのは、深爪や
巻き爪などで爪の縁に
とげ状のものができること。
それが皮膚に食い込む。

厚硬爪・爪甲鉤彎症

爪が厚くなる肥厚爪には、
爪そのものが厚くなる場合と、
爪の下にある角質が厚くなる
場合がある。厚硬爪は、厚くなった
爪が硬くなったもので、灰色、褐色、
黒に変色して、さらに悪化すると爪が
弓のように曲がる爪甲鉤彎症になる。

原 因

深爪、合わない靴などの他、
感染や外傷、
抗がん剤などで
爪が剥がれた場合にもなる。

❖ 代 表 的 な 爪 の 病 気 ❖

爪 白 癬
（つめ はく せん）

爪にできる水虫。爪は皮膚の表皮の性質をもっているので、皮膚の角質層を栄養にしている白癬菌に感染しやすい所です。足白癬から爪にうつるケースが多く、自覚症状がなく炎症などもないため、なかなか気づきません。

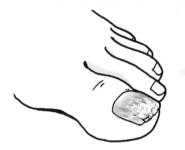

初期には、爪の色が筋状に変色したり濁ったりする。重症になると爪に厚みがでてもろくなり、ぼろぼろと欠けてくる。布団に爪が引っかかっただけで剥がれるほど弱くなることもある。

爪白癬とよく似た症状で爪乾癬（つめかんせん）という病気があります。
他にも間違いやすい病気がありますので、このような症状が出たら、
まず皮膚科の診断を。

爪 囲 炎
（そう い えん）

爪が皮膚に食い込んでできた傷などから感染して、爪の周りに炎症を起こします。発赤や腫れ、強い痛みが出ます。

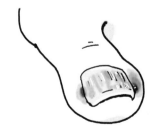

高齢者は免疫機能が低下して感染しやすいので、爪切りの際にできてしまった小さな切り傷などからでも発症することがあります。

足や足指、足の爪は歩くことで正常な形と機能を保っています。
骨組織や筋肉、関節の変化は歩行だけでなく
足そのものの健康にも影響します。

高齢に
なると

股関節や
膝関節が曲がる。

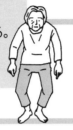

筋肉が硬くなる。
骨組織の減少。
腱や靭帯の
働きが悪くなる。

歩くことが
つらくなって、
歩くこと自体が減る。

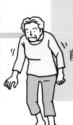

バランスが
保ちにくく
前かがみになる。

足を使わなくなり、
足や足指、
爪の変形が起きる。

地面に足を
つかなくなると、
足の指に力が
入らなくなる。

高齢になると神経や感覚も変化し、足にも影響を及ぼします。

神経や感覚の変化

自律神経系の変化

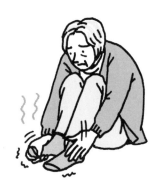

自律神経の不調……一度冷えた足がなかなか元に戻らない。汗腺の働きに影響するため、足の皮膚が乾燥しやすい。

神経感覚の変化

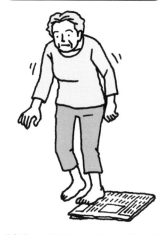

触覚の低下……足の裏の異物に気づかない。
痛覚の低下……傷ができたことに気づきにくい。
温度覚の低下……熱さや冷たさを感じにくい。

この他、高齢者の体には、めまいやふらつきの
原因になる感覚の変化が起こっています

**筋肉、骨膜、関節
などから伝わる位置覚、
振動覚の低下** …… 姿勢や立位を
保ちにくくなる。

**内耳の三半規管、
耳石器で感じる
平衡感覚の低下** …… バランスを保ちにくくなる。
めまいを起こしやすくなる。

高齢者の場合、自分でケアをしたくても体の機能が低下してできないということがあります。また、足よりも気がかりな持病を抱えていて、足先にまで手が回らないという人もいます。

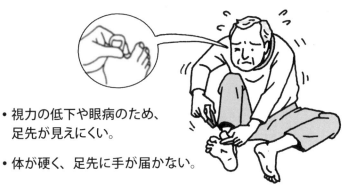

- 視力の低下や眼病のため、足先が見えにくい。

- 体が硬く、足先に手が届かない。

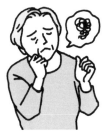

- 足や爪に問題があっても相談できるところがわからない。

- コミュニケーションがうまくとれず、症状を正確に伝えられない。

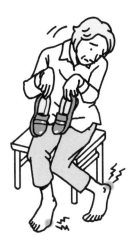

- 自分に合った靴がわからない。

- 自分に合った靴が、どこで買えるのかわからない。

-「これくらい大丈夫だろう」と自己診断してしまう。

といったことが起き、必要な処置や治療をせずに放置してしまいがちです。高齢者にとっては、社会的なリスクも考慮する必要があります。

高齢者がかかりやすい病気の中には、足に変化を起こすものがあります。これらの持病がある人には、足の状態にも気をつけます。

07

足にも変化を起こす病気

第1章　介護に役立つフットケア

第2章　高齢になると足はどうなるのか

第3章　観察編　フットチェックの仕方

第4章　実践編　フットケアをやってみよう

第5章　日常生活編

糖尿病……血液中の糖を細胞に取り込む働きをするインスリンの不足や働きの低下によって、血糖値が適正値よりも高い状態が続く病気。I型とII型があり、患者の多数を占めるII型は、遺伝や食生活、生活習慣が主な原因と考えられている。

足の変化
- 神経障害や血流障害
- 細菌に感染しやすくなる
- 靴ずれ、足の変形、白癬、潰瘍など

LEAD（下肢動脈疾患）……下肢に起こる主に動脈硬化が原因の血流障害。

足の変化
- 血流障害、痛み

脳梗塞・脳血栓・脳出血・くも膜下出血……脳に起こる血管障害。

足の変化
- 麻痺が残ると健側の足の負担が増え、タコやウオノメができやすくなる

関節リウマチ……自分で自分の組織を壊す自己免疫疾患。

足の変化
- 関節の変形と、それによるタコ、ウオノメ
- 外反母趾、扁平足

下肢静脈瘤……血液の逆流を防ぐ静脈の弁の機能不全。

足の変化
- 血液が溜まってふくらはぎの血管がうねった状態になる
- むくみ（浮腫）、色素沈着、潰瘍

廃用性浮腫……足を使わない状態が長く続くと起こるむくみ。

足の変化
- 足裏の感覚の低下、皮膚の乾燥、皮膚が薄くなり傷つきやすくなる

第3章
観察編

フットチェックの仕方

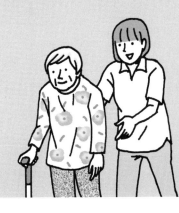

❖ ケアの基本は「気持ちの理解」❖

ケアの第一歩は「足を観察する＝フットチェック」から始まります。
それには高齢者の気持ちを理解することが大切です。

足を見せる ＝「恥ずかしい」という気持ちを理解する

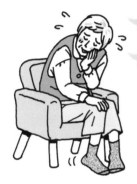

「人に足を見せるのは恥ずかしい」

「手間をかけさせて申し訳ない」

という高齢者は少なくありません。
その場合は、

「そうですね」

「そんなことはありませんよ」

と、その人の気持ちを受け止めたうえで、

「お困りのことがあればお役に立ちたい」

と、こちらの気持ちを伝えます。

「何をされるかわからないからイヤ」

と拒絶する人もいます。

最初に 「爪のお掃除をしますね」

「そろそろ爪が伸びてきたので切りますね」

と、ケアの内容を説明し、
必ず返事を待ってから始めます。

01

フットチェックは
気持ちを理解することから

第1章 介護に役立つフットケア

第2章 高齢になると足はどうなるのか

第3章 観察編 フットチェックの仕方

第4章 実践編 フットケアをやってみよう

第5章 日常生活編

それでも怖がったり、極端に嫌がったりした時は

1. 慣れた人と一緒に行う

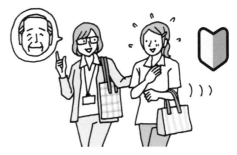

初心者の方がケアを行うさい、動作に迷いがあると不安に感じる高齢者も。慣れた人にケアの流れを作ってもらうと受け入れてくれる人もいます。

2. 場所を変えてみる

施設であれば、他の人がいるオープンスペースのフロアよりも、居室のほうが落ち着く人もいますし、逆の場合もあります。

3. 日にちや時間帯を変えてみる

拒絶が強いようなら別な日にしますが、午前を午後にするなど、ちょっとしたことでも高齢者にとっては気持ちの変化につながることがあります。

認知症の人には

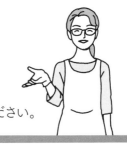

その時々の心の状態に気をつけることが大切です。
その人をよく知る家族や担当者から様子を聞く、
接し方のコツを確認しておく、などの準備をしておきましょう。
P94「高齢者・認知症の人との接し方のコツ」を参考にしてください。

足のチェックポイント

足や爪の観察は、爪切りや足浴などのケアの度に行います。

フローチャートを参考に、見て、触れてみてください。

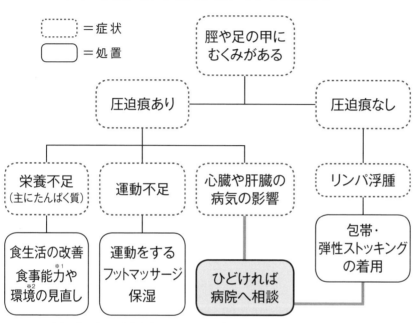

┈┈ ＝症状

───＝処置

腔や足の甲にむくみがある

圧迫痕あり ─── **圧迫痕なし**

栄養不足（主にたんぱく質） / **運動不足** / **心臓や肝臓の病気の影響** / **リンパ浮腫**

食生活の改善 食事能力や※1 環境の見直し※2

運動をする フットマッサージ 保湿

ひどければ 病院へ相談

包帯・ 弾性ストッキング の着用

※1 咀嚼する力に合った食事内容にする。入れ歯が合っているか確認。誤嚥に気をつけるなど。
※2 食卓テーブルや椅子の高さが適切か確認。大きさ、形など持ちやすく食べやすい箸や皿かどうか確認。

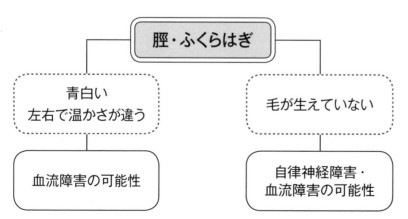

腔・ふくらはぎ

青白い 左右で温かさが違う / **毛が生えていない**

血流障害の可能性

自律神経障害・ 血流障害の可能性

第1章 介護に役立つフットケア

第2章 高齢になると足はどうなるのか

第3章 観察編 フットチェックの仕方

第4章 実践編 フットケアをやってみよう

第5章 日常生活編

02

足と爪の観察ポイント

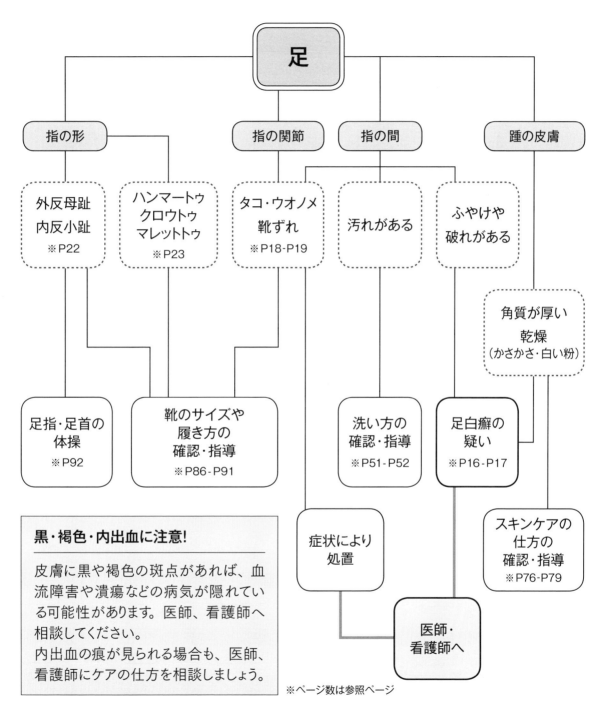

足

指の形 　　　　指の関節　　指の間　　　　踵の皮膚

外反母趾
内反小趾
※P22

ハンマートゥ
クロウトゥ
マレットトゥ
※P23

タコ・ウオノメ
靴ずれ
※P18-P19

汚れがある

ふやけや
破れがある

角質が厚い
乾燥
（かさかさ・白い粉）

足指・足首の
体操
※P92

靴のサイズや
履き方の
確認・指導
※P86-P91

洗い方の
確認・指導
※P51-P52

足白癬の
疑い
※P16-P17

症状により
処置

スキンケアの
仕方の
確認・指導
※P76-P79

医師・
看護師へ

黒・褐色・内出血に注意!

皮膚に黒や褐色の斑点があれば、血
流障害や潰瘍などの病気が隠れてい
る可能性があります。医師、看護師へ
相談してください。
内出血の痕が見られる場合も、医師、
看護師にケアの仕方を相談しましょう。

※ページ数は参照ページ

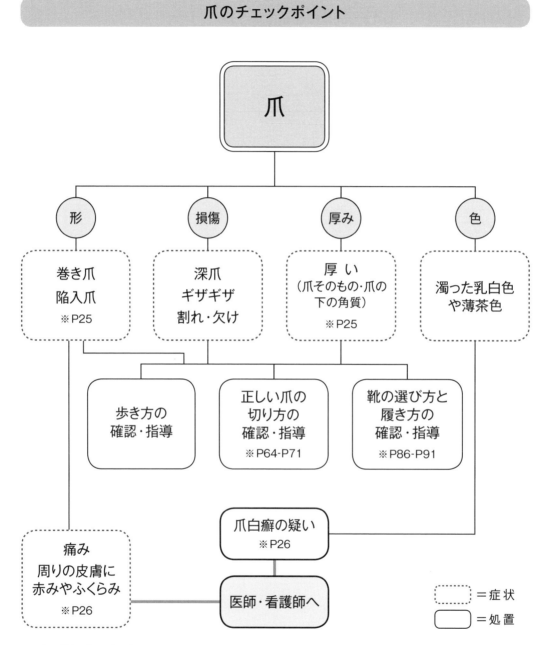

爪のチェックポイント

爪

| 形 | 損傷 | 厚み | 色 |

形
巻き爪
陥入爪
※P25

損傷
深爪
ギザギザ
割れ・欠け

厚み
厚い
（爪そのもの・爪の
下の角質）
※P25

色
濁った乳白色
や薄茶色

歩き方の
確認・指導

正しい爪の
切り方の
確認・指導
※P64-P71

靴の選び方と
履き方の
確認・指導
※P86-P91

痛み
周りの皮膚に
赤みやふくらみ
※P26

爪白癬の疑い
※P26

医師・看護師へ

⌐‥‥⌐ ＝ 症 状

⌐——⌐ ＝ 処 置

※ページ数は参照ページ
◆巻末の「フットチェック＆ケアシート」も利用して下さい。

医療におけるフットケアの目的は、高齢者の足の状態に応じて5段階に分けることができます。家族や介護職は、このうちの1段階目、「医療的処置を必要としない」場合に「健康維持、気分転換のため」に行うケアを担います。

高齢者の足は、加齢や疾患により変化が起こりやすくなっています。高齢者と最も接する機会の多い家族や介護職が、ケアを介して初期の段階で異変に気づくことができれば、重症化のリスクを大幅に抑えることができます。

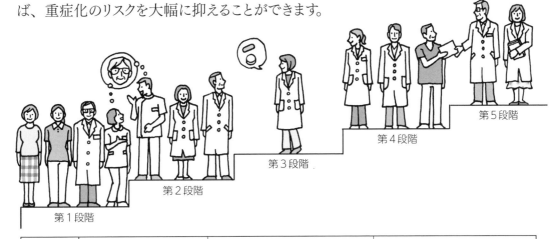

段　階	足の状態 （足病変の有無・程度）	目的とケア・治療	介入する職種・実施者	
第1段階	医療的処置を 必要としない足	健康維持と気分転換のための 観察・爪切り・足浴・保温・保湿	家族・介護職 医師・看護師	第1段階と第2段階は、連携しながらケアと予防にあたります。
第2段階	タコ・ウオノメ・靴ずれ・ 角質肥厚・白癬など	処置＋医師の指導による 悪化防止と予防を目的とする 観察・爪切り・足浴・保温・保湿	理学療法士 皮膚科医 専門家	
第3段階	軽度の足病変	薬物療法・温熱療法など 保存治療	薬剤師	
第4段階	中等度から重度の 足病変	手術など積極的治療	血管外科医・形成外科医 外科医・感染症専門医 ソーシャルワーカー	
第5段階	重度の足病変	痛みのコントロール 悪化防止のための対症療法	麻酔科医 メンタルケア専門家	

（「糖尿病足病変のアセスメント」Nurse Date, 26（2）：26-28, 2005. 西田壽代 をもとに改変）

❖ 日常生活の中でわかること ❖

直接足を見なくても、普段の生活の中でわかることもあります。

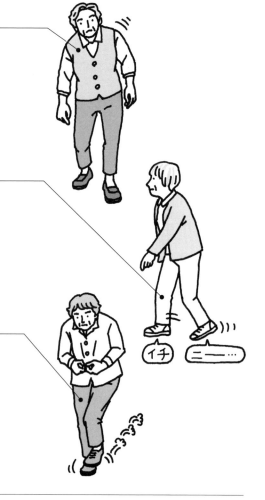

体がどちらかに傾いている

歩く時、体が左右のどちらかに傾いている人は、タコやウオノメ、巻き爪などの痛みのせいで、地面に足を均等につくことができない場合があります。

足を出すテンポが違う

一歩足を出すまでの時間が左右で違い、どちらかに長く時間がかかっている場合、足や足指に痛みがあって、蹴り出しにくくなっている可能性があります。

持病でうまく歩くことができない

脳血管疾患の後遺症やパーキンソン病などの影響で、小刻みな歩き方やすり足になっている人は、足にかかる体重が偏っていて、タコやウオノメ、靴ずれになる可能性が高い人です。

イチ ニー

❗ 腰痛や膝痛がある人も、体が傾いたり、
足を踏み出すのに時間がかかったりする場合があります。
「高齢になると歩き方が変わるもの」で済ませずに、このような人には
足や足指の状態以外にも目を向け、どこかに痛みがないか聞くようにしましょう。

❖ 血流と足の健康の関係 ❖

血液の流れは、皮膚の状態や免疫機能にも影響を及ぼします。

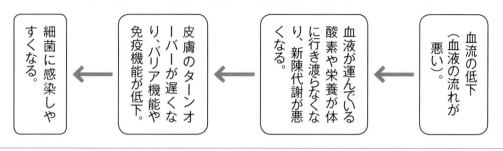

細菌に感染しやすくなる。
← 皮膚のターンオーバーが遅くなり、バリア機能や免疫機能が低下。
← 血液が運んでいる酸素や栄養が体に行き渡らなくなり、新陳代謝が悪くなる。
← 血流の低下（血液の流れが悪い）。

足に血液が正常に流れているかどうかは、家庭にある血圧計を使って調べることができます。

足の血圧（ABI：足関節上腕血圧比）の測り方

マンシェット（腕に巻くもの）を使って測る血圧計を使います。

1. 左右の腕の血圧を測る
2. 左右の足首に付けて血圧を測る
3. 下の計算式に当てはめる

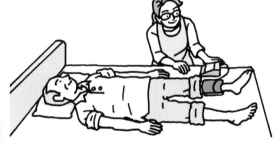

右側 $\dfrac{右足首の血圧}{左右の腕のどちらか高い方の血圧}$

例）132÷138 ＝ 0.956……0.96 ⇒ 境界
（経過観察）

左側 $\dfrac{左足首の血圧}{左右の腕のどちらか高い方の血圧}$

例）75÷138 ＝ 0.543……0.54 ⇒ 虚血の疑い

例）右腕の収縮期の血圧＝138 ┐ どちらか高い方の
　　左腕の収縮期の血圧＝136 ┘ 値を使う
　　右足首の収縮期の血圧＝132
　　左足首の収縮期の血圧＝75

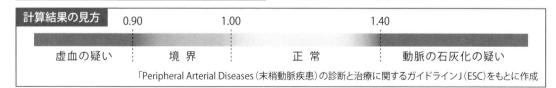

計算結果の見方	0.90	1.00	1.40
虚血の疑い	境界	正常	動脈の石灰化の疑い

「Peripheral Arterial Diseases（末梢動脈疾患）の診断と治療に関するガイドライン」（ESC）をもとに作成

**一度測っただけでは異常がわからない場合がありますので、
最初は医師や看護師の指導を受け、以降、定期的に測り、記録をつけていくのがよいでしょう。**

◇◇◇◇◇◇◇◇◇◇ ケアか医療行為か ◇◇◇◇◇◇◇◇◇◇

介護職にとって、ケアなのか医療行為になってしまうのかという見極めは難しい判断を伴います。厚生労働省と経済産業省が、介護職が行ってもよい足の状態とケア内容について通知、回答を出しています。介護職においては、足に何か異変や異常を見つけたら、医師や看護師に報告することが正しいケアの在り方といえるでしょう。

介護職が行ってもよい足の状態とケア内容について
厚生労働省による通知

· ·

医師法17条の規制の対象とする必要がない行為
爪そのものに異常がなく、爪の周囲の皮膚にも化膿や炎症がなく、かつ、糖尿病等の疾患に伴う専門的な管理が必要でない場合に、その爪を爪切りで切ること及び爪ヤスリでやすりがけすること
（2005年7月26日　厚生労働省医政局長「医師法第17条、歯科医師法第17条及び保健師助産師看護師法第31条の解釈について（通知）」より抜粋）

高齢者介護施設におけるフットケアサービスの実施に係る
医師法の取り扱いについて「グレーゾーン解消制度」(※)の
活用結果として経済産業省による回答 (抜粋)

· ·

利用者の身体のうち医師が治療の必要がないと判断した部位に対して、
（1）軽度のカーブ又は軽度の肥厚を有する爪について、爪切りで切ること及び爪ヤスリでやすりがけすること、
（2）下腿と足部に医薬品ではない保湿クリームを塗布すること、
（3）軽度の角質の肥厚を有する足部について、グラインダーで角質を除去すること、
（4）足浴を実施すること
については、医師法17条の規定に違反しない
（公表日 2017年11月20日）

※グレーゾーン解消制度：事業に対する規制の適用の有無を事業者が照会することができる制度。

第4章 実践編
フットケアをやってみよう

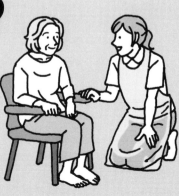

本書で紹介するフットケアです。これらを組み合わせて行います。

ケアの種類	行う間隔	ケアの目的
フットチェック	ケアの前に必ず行う。	変化や異常の早期発見。
足 浴	入浴できない日、1〜2日毎。	足を清潔に保ち感染症を予防。
爪切り	2週間〜1ヵ月に1回程度。伸び方には個人差があるので、爪が指先よりも長くなってきたら切る。	爪本来の役割を保つ正しい切り方で切る。
踵ケア	2週間〜1ヵ月に1回程度、硬くなっていたら行う。爪切りと同じ頻度なので、爪切りの後にセットで行うとよい。	ひび割れを防止、足のクッション機能を保つ。
保 湿	ケアの最後に必ず行う。	皮膚を乾燥から守り、バリア機能を保つ。
清拭・足湯	入浴も足浴もできない日。	足を洗えない時でも清潔を保つ。

足はできれば毎日、洗います。入浴しない日には、足浴、清拭、足湯など、状況に合わせてできることを選んでください。ケアを始める前には、毎回、フットチェックをします（P34 〜 P36参照）。

行いやすく効果的なケアの手順

※足浴・足湯→踵ケアの場合、軟らかくなった皮膚を削りすぎてしまうので、踵ケアは少し時間をおいてから行う。

太い矢印が理想的な順番ですが、高齢者の中には途中で疲れたり、拒否的な態度になったりする人もいます。予定通りに進められそうになかったら、爪か、踵の硬さ、ケアをしないと痛みやケガの原因になりそうなところを優先して行いましょう。最後は必ず保湿をします。

01

フットケアの種類・目的・行う間隔

第1章 介護に役立つフットケア

第2章 高齢になると足はどうなるのか

第3章 観察編 フットチェックの仕方

第4章 実践編 フットケアをやってみよう

第5章 日常生活編

体調の確認をしましょう

ケアにかかる時間はおよそ30分です。始める前に下記の項目を確認して、不安要素があれば日を改めましょう。

☐ バイタルサインが安定しているか
　・血圧がいつもより高すぎたり低すぎたりしないか
　・熱はないか
　・脈は落ち着いているか

☐ 顔色は悪くないか

☐ 食事の直後ではないか
　（食後すぐは血圧が低く
　　なりやすいので30分以上
　　経ってから）

☐ トイレは大丈夫か

☐ 「体調はいかがですか？
　　気分は悪くないですか？」
　　と言葉をかけて確認する

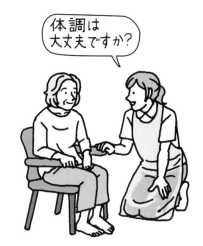

体調は
大丈夫ですか？

何をするのか説明しましょう

不安がる人、心配性の人には、丁寧にケアの説明をします。また、説明しすぎるとかえって混乱してしまう人もいます。そのような人には、一度に話さず分けて説明しましょう。

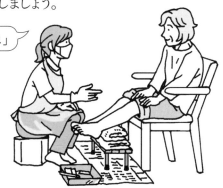

「爪の周りのお掃除をしますね」

「30分くらいかかります」

「次は爪を切りますね」

一つひとつ話しかけ
ながらすすめます。

❖ 感 染 を 予 防 す る た め に ❖

相手だけではなく自分の身を守るためにも、感染を防ぐ基本の身支度を整えましょう。

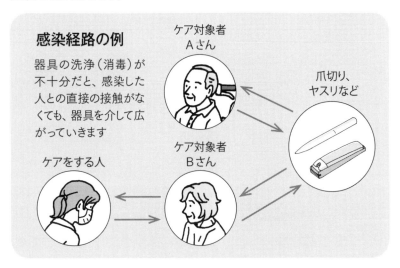

感染経路の例

器具の洗浄（消毒）が不十分だと、感染した人との直接の接触がなくても、器具を介して広がっていきます

ケア対象者
Aさん

爪切り、ヤスリなど

ケア対象者
Bさん

ケアをする人

「標準予防策」は、感染に対する基本的な考え方を示しています。特に施設では、感染のリスクに対する知識を持つことの重要性を理解しておきましょう。感染は、手や器具を介して起こります。ケアの前後には必ず石けんと流水で手を洗い、器具は除菌洗浄剤で洗い、十分に乾かしてから次の人に使います。

※使った器具の洗い方は、各ケアのページで解説しています。

標準予防策

汗以外の分泌物・血液・体液・排泄物・損傷のある皮膚・粘膜に触れる際は、感染症の病原体が含まれる可能性を考慮し、手指衛生を行うとともに適切な個人用防護具を着用し、確実な交差感染対策と職業感染対策を行うこと。

1985年、米国疾病管理予防センターがエイズ対策のために提唱した病院感染対策のガイドライン「一般予防策（ユニバーサル・プレコーション）」を、1996年、「標準予防策（スタンダード・プレコーション）」として一般向けに改良した。

03

基本の身支度

第1章 介護に役立つフットケア

第2章 高齢になると足はどうなるのか

第3章 フットケアの仕方

第4章 観察編 フットチェック

第4章 実践編 フットケアをやってみよう

第5章 日常生活編

基本はマスク・手袋・エプロンを着用

正しいマスクの付け方

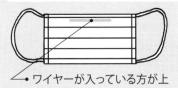

↳ ワイヤーが入っている方が上

- 鼻のカーブに沿ってぴったりフィットさせる
- 頬に隙間なく沿わせる

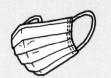 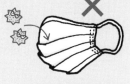

折目が下向きになるように装着する

折目が上向きになるとポケット内に落下菌などが溜まってしまう

- マスクを外す時触れるのは、耳にかけたゴム紐だけにする。本体部分には触れない

※このタイプの他にも、色々な種類のマスクがあります。使用説明書を確認して使ってください。

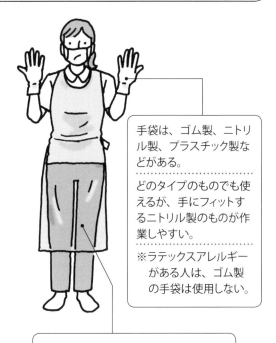

手袋は、ゴム製、ニトリル製、プラスチック製などがある。

どのタイプのものでも使えるが、手にフィットするニトリル製のものが作業しやすい。

※ラテックスアレルギーがある人は、ゴム製の手袋は使用しない。

エプロンも着用したほうが望ましい。ビニール製の使い捨てエプロンが便利

着用する順 エプロン⇒マスク⇒（つける場合は）ゴーグル・フェイスシールド⇒手袋

家庭でケアする場合の注意

しっかり手洗い **切った爪はすぐに捨てる** **すぐに床を掃除**

白癬にかかっている家族のケアをする場合、手袋やマスクを着用したほうがよいですが、基本的には、しっかり手洗いし、切った爪を直ちに捨て、すぐに床掃除をすれば着用する必要はありません。感染に弱い小さい子どもがいる家庭では、爪切りの共有を避けたほうがよいでしょう。

04

足浴

入浴できない時には足浴をします。足の洗い方そのものは入浴時でも同じですので、応用してください。お湯に浸かっただけでは、足を洗ったことにはなりません。

使う道具

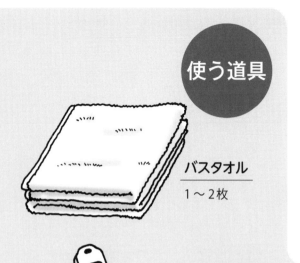

バスタオル
1〜2枚

温度計

足浴用バケツ
ビニール袋をかぶせた段ボール

踵からつま先まで、指を伸ばしたまますっぽり浸かれる広さのあるもの。バケツがなければ、段ボールや発泡スチロールの箱にビニール袋を広げて代用してもよい。
ビニール袋は穴が開いていないかどうか空気を入れて確認。
足浴器を使う場合、保温機能付きのものは低温やけどに注意。

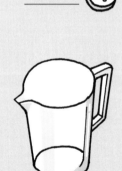

差し湯・かけ湯用ピッチャー

バケツのお湯の温度が下がった時に、温度が高めのお湯を足し、最後に石けんを流す。
お湯が入るものであれば、やかん、ペットボトルなどでもよい。

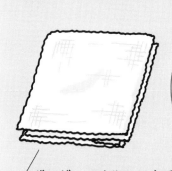

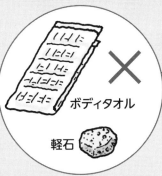

ナイロン製のボディタオル、軽石は皮膚を傷つけるので使わない。

ボディタオル

軽石

ガーゼ　タオルハンカチ

　4つ折りの状態で一辺が12cm程度のものを3枚。1枚は足全体を洗うため、2枚は指の間の拭き取りに使う。タオルハンカチでもよい。小ぶりで薄手のものが使いやすい。
廃棄できる不織布ガーゼでもよい。

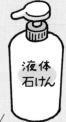

液体石けん

固形石けん

液体石けん

皮膚は弱酸性なので、アルカリ性より弱酸性のものがおすすめ。しっかり泡立てること。また、固形石けんよりもポンプタイプの液体石けんのほうが衛生的。保湿効果のあるものを選ぶとなおよい。

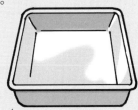

トレイ

ブラシなどを入れておくトレイがあると便利。

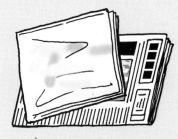

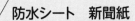

防水シート　新聞紙

一番下に敷く。バスタオルだけでもOK。ビニールは滑りやすいので危険。

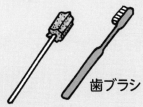

歯ブラシ

スポンジブラシ

爪のふち、指の間を洗う時に使う。口腔用のスポンジブラシが柔らかくて肌に優しい。なければ柔らかいタイプの歯ブラシでもよいが、力を入れすぎないように。

❖ ケアの姿勢と道具のセット ❖

利用者と向き合ってケアをします。利用者に椅子に座ってもらう場合は、安全のためひじ掛け付きのものにします。一番下に新聞紙を敷き、足を拭くためのバスタオルを重ねます。バスタオルだけでもできますが、冬は床が冷たいこともありますので、新聞紙を敷くと足も冷えにくくなります。その上に足浴バケツを置きます。道具類は利き手側に置いたほうが取りやすいです。ケアを始める前には、体調を確認し、何をするのか説明をします。

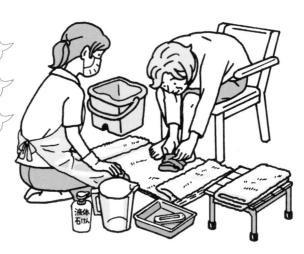

「姿勢はつらくないですか？」

「体調はいかがですか？」

「今から足を洗いますね」

基本的に靴下は自分で脱いでもらいます。難しそうであれば手伝いましょう。準備の際、利用者の足が冷たくないか触れてみましょう。足が冷たい場合、お湯の温度に気をつけます（P50参照）。

⚠ フットチェックで傷を見つけたら

足浴前にチェックして傷などが見られた場合、浅い傷なら洗ったほうが雑菌が落とせます。毎日洗って新しい絆創膏に交換します。ただし1週間以上治らない場合、傷の周りが赤く腫れている場合は、病院で診てもらいましょう。

第2章 高齢になると足はどうなるのか

第3章 観察編 フットチェックの仕方

第4章 実践編 フットケアをやってみよう

第5章 日常生活編

❖ 手順 1. お湯を用意する ❖

🦶 温度が違う2種類のお湯を用意 🦶

最初に、足を入れる37℃～39℃のお湯と、差し湯とかけ湯に使う40℃～43℃の2種のお湯を用意します。お湯は、浴室の給湯、やかんで沸かすなど、できる方法で用意してください。

37℃～39℃のお湯の量	40℃～43℃のお湯の量
バケツに足を入れた後、差し湯、かけ湯が入る分を残し、足首より10cmくらい上まで浸かる高さになる量。	差し湯に使った後、最後に石けんを流すため片足400㎖程度使います。目安として1ℓ程度用意します。

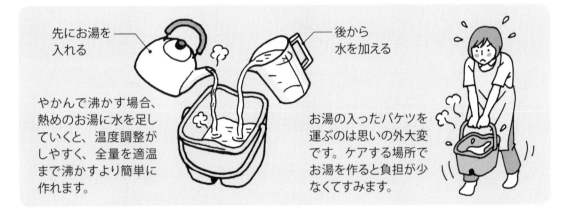

先にお湯を入れる

後から水を加える

やかんで沸かす場合、熱めのお湯に水を足していくと、温度調整がしやすく、全量を適温まで沸かすより簡単に作れます。

お湯の入ったバケツを運ぶのは思いの外大変です。ケアする場所でお湯を作ると負担が少なくてすみます。

🦶 ケア中の温度管理 （詳しくはP55参照）

- 適温は37℃～39℃くらいです。途中、低く感じたらバケツのふちに沿って差し湯をします。
- 温度計を使っても、必ず自分の手を入れて確認します。
- 普段の好みの湯加減を聞いて、熱めが好きなら温度を高くしてもいいでしょう。

入浴剤は使える？

希望があれば使ってもいいですが、硫黄入りのものは皮膚への刺激が強いので使いません。

❖ 手順 2. お湯で足を温める ❖

👣 踵から入れる 👣

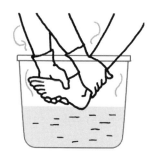

一度に両足を入れず、まず片方の足の踵だけお湯に浸けて、少しずつ足首まで入れます。
同じように、もう片方の足も入れます。
自分で足を入れられる人には、ゆっくりと入れてもらいます。

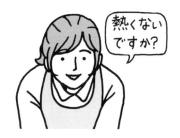

熱くないですか？

👣 必ず湯加減を聞く 👣

片足を入れたら湯加減を聞きます。両足を入れた後、もう一度聞きましょう。たとえ意識がない方に対しても声をかけます。声をかけるのが人として尊重するという「ケア」の基本だからです。

👣 お湯をかけながら足を温める 👣

バケツに両足を入れ、時々、お湯をかけ、さすってあげながら5分～10分ほど待ち、足を温めます。長くても10分まで。それ以上長いと足がふやけてしまいます。待っている間に温度が下がってきたら差し湯をします（P55参照）。足が冷たいとお湯の温度も早く下がるので、利用者に声をかけ、ちょうどよい温度を確認しながら調整しましょう。

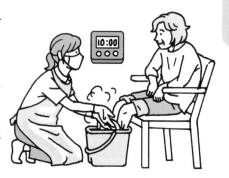

足湯をすると、副交感神経が優位になって血圧が下がることもあるので、
そばを離れないように。温めている間も話しかけを忘れずに。

❖ 手順3. 泡立てた石けんで片足ずつ洗う ❖

お湯に浸したガーゼに石けんをつけて
よく泡立てます。

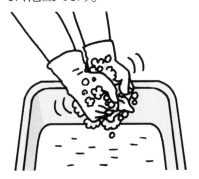

汚れはきめ細かい泡の方が落ち
やすく、皮膚への刺激が少なくな
るので、しっかり泡立てる。

くるぶしから
10㎝くらい上まで洗う。

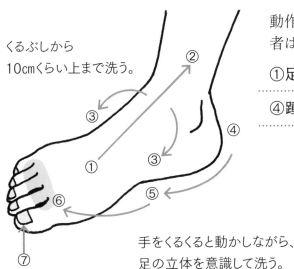

手をくるくると動かしながら、
足の立体を意識して洗う。

汚れが落ちるメカニズム

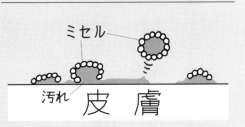

ミセル

汚れ　皮　膚

泡立てるとミセルが形成され、それが汚れを
包み込んで、皮膚から引き剝がすことで汚れ
が落ちる。

洗う順番

動作の「流れ」が決まっている方が利用
者は安心します。洗い残しも防げます。

①足の甲→②足首→③左右の側面→

④踵→⑤足裏→⑥指と指の間→⑦爪

⑥⑦は次ページ参照

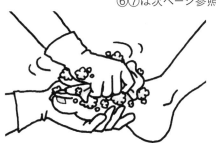

✕ **白癬**などで**皮がむけている箇所**は、それ以上むけないように、ていねいに扱う。

❖ 手順 4. 指の間と爪の洗い方 ❖

指の間は毎日洗う。爪の周囲は毎日足を洗っていれば週に1回程度で十分です。

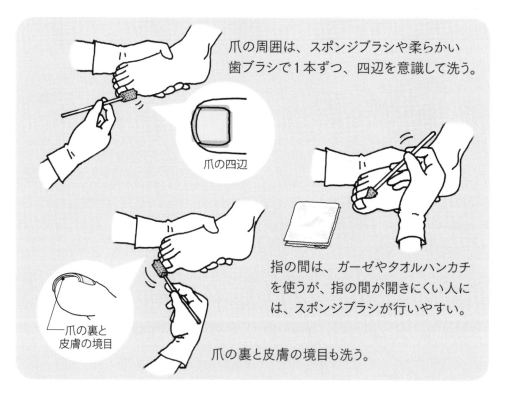

爪の周囲は、スポンジブラシや柔らかい歯ブラシで1本ずつ、四辺を意識して洗う。

爪の四辺

指の間は、ガーゼやタオルハンカチを使うが、指の間が開きにくい人には、スポンジブラシが行いやすい。

爪の裏と皮膚の境目

爪の裏と皮膚の境目も洗う。

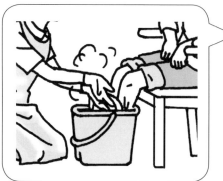

洗い終わったら、足をバケツのお湯に浸け、手でやさしくこすります。こうすることで古い角質を落とすことができます。

....

もう片方も同じように洗います。

❖ 手順5. かけ湯 ❖

両足を洗い終わったらかけ湯をします。

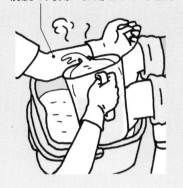

前腕の内側にお湯をかけて確認

最初に用意したお湯は、かけ湯をする頃には温度が下がっていますが、お湯をかける前には、必ず温度を確かめます。

自分の前腕の内側に少量のお湯をかけ、
熱くないか確認します。
この部分の皮膚は薄くて敏感なので、
ここにお湯をかけて熱くなければ大丈夫です。

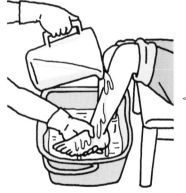

バケツの中で片足ずつかけ湯をします。

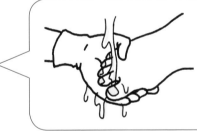

石けんが
残らないように
指の間も
しっかり流す。

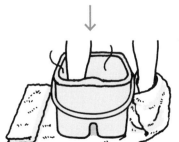

洗った足はバケツの横に出して
床に敷いたバスタオルで包みます。

もう片方の足も同じようにかけ湯をします。
左足はバケツの左横に、右足はバケツの右横に
出してからバケツを手前にどけると、足を拭くスペースが作れます。

❖ 手順 6. 足を拭く ❖

床に敷いたバスタオルで片足ずつ包みながら水分を吸い込ませるように拭きます。
バスタオル半分で片足を、もう半分で片足を拭きます。

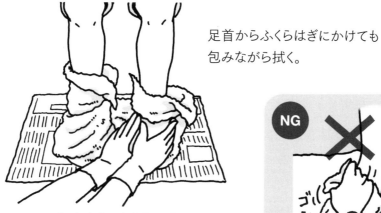

足首からふくらはぎにかけても
包みながら拭く。

バスタオルの上から両手で
押さえるようにして水分を取る。

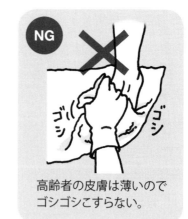

NG

高齢者の皮膚は薄いので
ゴシゴシこすらない。

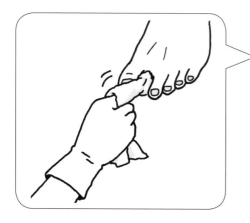

拭き残しがあると足白癬の原因に
なるので指の間はガーゼを使う。
ガーゼがない場合はバスタオルで
丁寧に。

もう片方も同じように拭きます。

❖ 差 し 湯 の 仕 方 ❖

お湯がぬるくなってきたと感じたら差し湯をします。
ヤケドをさせないように、お湯の温度とお湯の入れ方に十分気をつけます。

👣 お湯の温度は温度計と体感で二重にチェック 👣

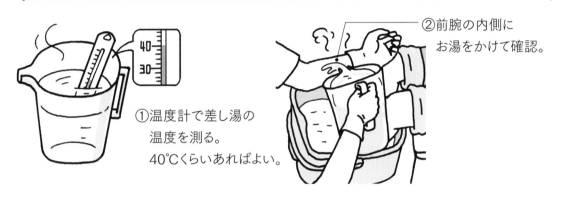

①温度計で差し湯の
　温度を測る。
　40℃くらいあればよい。

②前腕の内側に
お湯をかけて確認。

👣 お湯はバケツのふちから入れる 👣

差し湯は、直接お湯に入れたり、足にかけたりせず、少量ずつバケツの
ふちを伝わせて入れ、入れたらすぐ混ぜます。

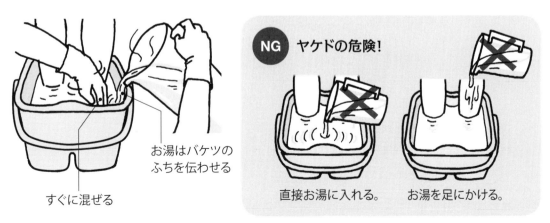

お湯はバケツの
ふちを伝わせる

すぐに混ぜる

NG　ヤケドの危険!

直接お湯に入れる。　　お湯を足にかける。

❖ ビニール袋を使う簡易的な足の洗い方（泡足浴）❖

> 用意できるお湯が少ない　　道具が揃わない　　寝たままの人に

——こんな場合でも足を洗うことができる、ビニール袋を使う簡易的な方法を覚えておくと便利です。

👣 1. ビニール袋に泡を作る 👣

足首より10cmほど上まで入る大きさのビニール袋（レジ袋でもOK）にペットボトルのキャップ3〜4杯のお湯または水、液体石けんを½プッシュ（泡石けんは1プッシュ）程度入れ、袋の上から手でもんで泡を作ります。

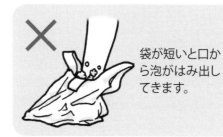

袋が短いと口から泡がはみ出してきます。

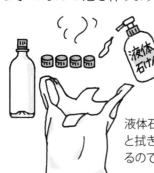

液体石けんは入れすぎると拭き取りに時間がかかるので少なめに。

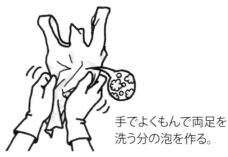

手でよくもんで両足を洗う分の泡を作る。

泡を作ったビニール袋の中に足を入れてもらいます。
袋の口は軽く結びます。

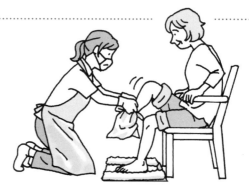

🦶 2. ビニール袋の上から片足ずつ洗う 🦶

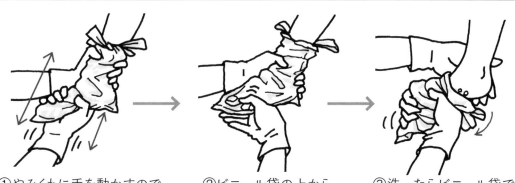

①やみくもに手を動かすので
はなく、甲、踵、足の裏と、
足の形に沿って洗う（P51
参照）。

②ビニール袋の上から
指、指の間も洗う。

③洗ったらビニール袋で
泡をぬぐうようにしなが
ら足を抜く。

→ 蒸しタオルで指の間まで十分に拭いた後、
乾いたタオルで拭く。

（蒸しタオルは電子レンジで作ることができます。
P80参照）

→ 同じビニール袋でもう片方の足も
同様に洗い、蒸しタオル、乾いた
タオルで拭く。

寝たままの人にも少ない負担で洗えます

足を使わなくても足病変に
なるリスクはあります。
フットチェックを行い、清潔
に保つようにしましょう。

多量のお湯を使わなくて済むので
ケアをする人もされる人も楽です

ひざの下にクッションを
入れて足を安定させる。

足元に足を拭くタオル、
バスタオルを広げる。

❖ 道 具 を 洗 う ❖

🦶 完全に乾かすところまでが後片付けです 🦶

湿り気があると菌が繁殖しやすくなります。
感染を予防するには、タオル類も器具類も完全に乾かすことが大事です。

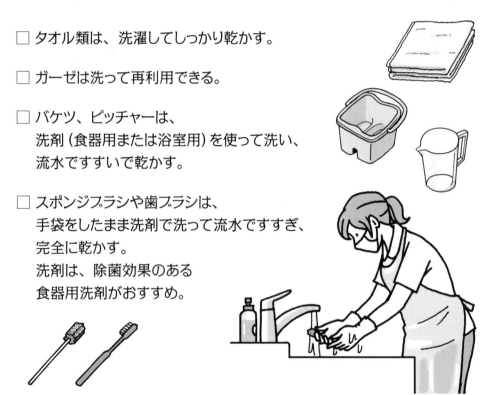

☐ タオル類は、洗濯してしっかり乾かす。

☐ ガーゼは洗って再利用できる。

☐ バケツ、ピッチャーは、
　洗剤（食器用または浴室用）を使って洗い、
　流水ですすいで乾かす。

☐ スポンジブラシや歯ブラシは、
　手袋をしたまま洗剤で洗って流水ですすぎ、
　完全に乾かす。
　洗剤は、除菌効果のある
　食器用洗剤がおすすめ。

すべて終わったら石けんと流水で手洗いをします。

❖ 身 支 度 の 後 始 末 ❖

🦶 感染防止のためには、身に着けたものを脱いで廃棄する順序が大切です 🦶

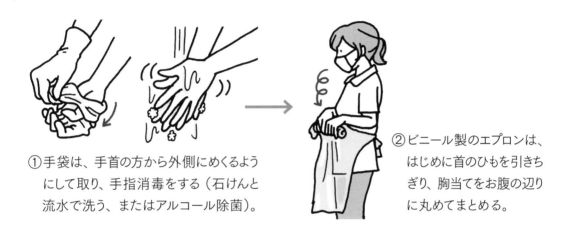

①手袋は、手首の方から外側にめくるように
　して取り、手指消毒をする（石けんと
　流水で洗う、またはアルコール除菌）。

②ビニール製のエプロンは、
　はじめに首のひもを引きち
　ぎり、胸当てをお腹の辺り
　に丸めてまとめる。

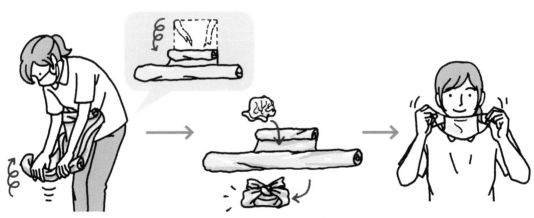

③次に腰ひもを引きちぎり全部
　丸める。こうすると、もし菌が
　付着していても飛散を最小
　限に抑えることができる。

④手袋は、エプロン
　にくるんでまとめて
　捨てる。

⑤最後にマスクを取る。
　手で触れるのは紐のみ。
　もう一度、手洗いをする。

05

爪切り

高齢者の爪は、様々なトラブルを抱えています。ケアとしての爪切りは、単に短く切るだけではなく、汚れを取って清潔にすることが必要です。

使う道具

刃が凹状にカーブした通常の爪切り

直線刃の爪切り

逆カーブの爪切り

直線刃の爪切り／逆カーブの爪切り

足の爪は真っすぐに切ります。それには逆カーブの爪切りか、カーブのない直線刃の爪切りが使いやすいです。逆カーブの爪切りは、挟む爪の幅も小さく、深く挟めないので深爪にならず、少しずつ切るのに便利です。使いやすい順に①逆カーブの爪切り②直線刃の爪切り③通常のカーブの爪切りになります。

ガラス製ヤスリ

ガラス製は手に馴染み、滑らかに削れ、仕上がりもきれいなのでおすすめです。硬質ガラスのものは耐久性もあります。

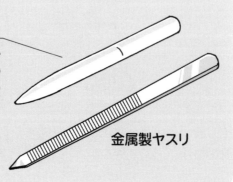

金属製ヤスリ

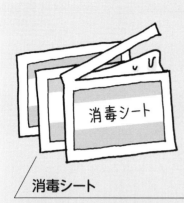

消毒シート

ケアの途中や最後の拭き取りに使います。なければウエットティッシュでも代用できます。アルコールを使うと皮膚が赤くなる人にはアルコールフリーのものを用います。

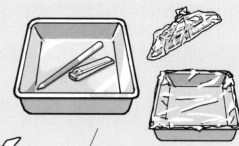

トレイ

道具をまとめて置いておきます。さらにトレイの上にビニールやラップを敷いておくと、ケアの後、道具を包んで洗い場へ持っていくのに便利で衛生的。トレイは100円ショップなどで買えます。

綿 棒

爪の隙間の角質や汚れを取り除きます。先が細くなっているものがあれば便利。

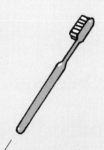

洗浄用歯ブラシ

使った道具を洗います。

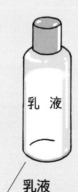

乳液

爪を切る前に、綿棒につけて爪と皮膚の間の汚れを取り除きます。

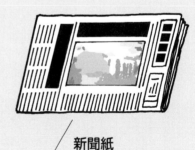

新聞紙

床に敷きます。

❖ 爪切りのケアの姿勢 ❖

利用者の斜め横、もしくは横に並んで切ると行いやすいですが、
次頁のように対面でも構いません。
足をのせる台は、その人の体格に合わせ、
無理のない姿勢を作れるものを
選んでください。

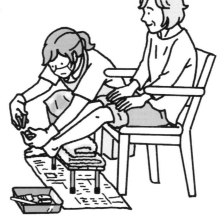

足は直接、台の上にのせず、バスタオルやクッションなどを使い、
高さや角度を調整します（次頁参照）。

牛乳パックで作る椅子も
軽くて丈夫で、足をのせ
ても、ケアをする人が座る
椅子としても使いやすい。

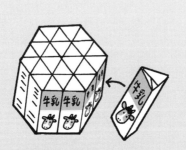

一度、開いて底の余分な部分をカットし、
三角形の形にした牛乳パックを24個作
り、組み合わせて六角形にする。

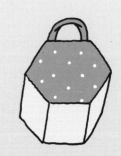

カバーをかけて取っ手をつけ
ると座り心地もよく、持ち運
びも便利。

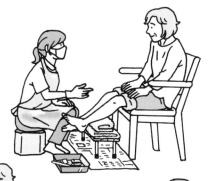

踵のケアや保湿を
する際には、
対面に座ったほうが
行いやすいです。

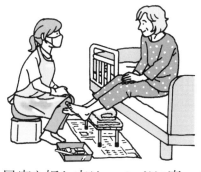

居室を好む方は、ベッドに座って
もらったままケアします。

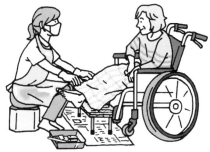

車いすに座ったままでもケアはできます。
車いすのブレーキをかけるのを忘れずに。

👣 バスタオルの高さ調整の仕方 👣

1〜2枚のバスタオルを
重ねてちょうどよい
高さを作ります。

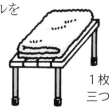

1枚を2つに畳んで
三つ折りにする

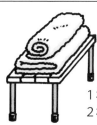

1枚目の上に丸めた
2枚目を重ねる

寝たままの人の爪を切る場合

ひざの下にクッションを入れて足を固
定し、足元に新聞紙を広げます。ス
ペースがある場合は、足元の柵をは
ずして対面で行う方法もあります。

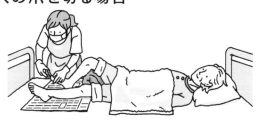

❖ 爪を正しい形に切る ❖

爪の変形を予防し、爪本来の役割を維持しやすい爪の形があります。
爪を切る前に、まずどんな形に切るのかイメージしてから切るようにします。

🦶 正しい爪の形と長さ 🦶

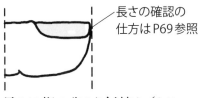

長さの確認の
仕方はP69参照

長さは指の先より気持ち（0.5〜
1.0mm程度）短めに切ります。

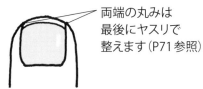

両端の丸みは
最後にヤスリで
整えます（P71参照）

直線に切った後、両角は指の
丸みに沿った形にします（スク
エアオフといいます）。

深爪、角を斜めに切るバイアス切りはダメ。
爪が厚くなったり、爪の巻き込みの原因になります。

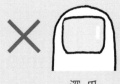

深爪

✕ 深爪は爪の
機能の低下や
変形を招く

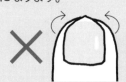

バイアス切り

✕ 斜めに切ると
巻いて伸びてくる

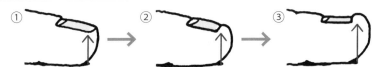

足指の爪は、地面からの力を受け止めています（①、P24「歩行と爪の形の関係」参照）。
深爪になると、地面からの力が逃げて、指先の肉が盛り上がって次第に変形していきま
す（②）。指先の肉が盛り上がると、爪の伸びを邪魔して爪が厚くなっていきます（③）。

❖ 爪を切る前に覚えておくこと ❖

※イラストは対面から見た場合

1. 爪を切るのは入浴、足浴の後

入浴や足浴をすると爪や角質が軟らかくなってケアが行いやすくなります。
入浴、足浴をせずに爪切りをする場合は、消毒シートで爪、爪の周りを拭きます。

2. 指はしっかり持つ

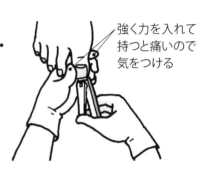

強く力を入れて
持つと痛いので
気をつける

誤って爪切りの刃が皮膚に当たって傷を作らないように、爪の両端を支えるように持って、足の指が動かないようにします。

3. 指はいつも同じ順番で切る

ケアは流れが大切です。どういう順番で切るのか
いつも決まっていると、される側も安心します。

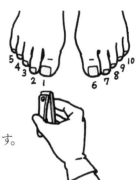

ケアをする人が右利きの場合、相手の右側に座り
①相手の右足の親指から小指へ
②次に相手の左足の親指から小指へ
左利きの人は相手の左側に座り、相手の左足の親指から始めます。
※②は自分が行いやすく相手に負担がかからなければ、
　反対側に移動して切っても構いません。

4. 動くのは自分

位置を変えたい時、相手の指を曲げたり引っ張ったりしてはいけません。
移動するのは自分です。

❖ 手順 1. 初めに汚れや角質を取る ❖

爪の裏側、爪と皮膚との境目には、石けんで洗っただけでは落ちないような古い汚れや角質がたまっています。清潔にするため、また爪と指の皮膚の境目をはっきりさせて、爪本来の形がわかるようにするために、爪を切る前に綿棒で汚れや角質を取り除きます。

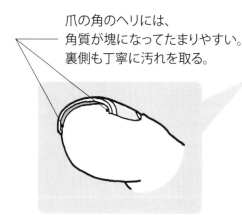

爪の角のヘリには、
角質が塊になってたまりやすい。
裏側も丁寧に汚れを取る。

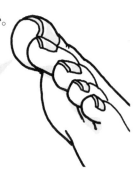

爪用ゾンデ

爪の隙間の角質や汚れを取り除く爪用ゾンデという専門の器具があります。とても便利ですが使い方にはコツがいるので、専門家に研修を受けてから使うようにしてください。ここでは爪用ゾンデの代わりに綿棒を用います。

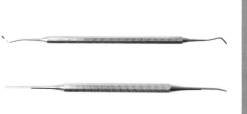

写真提供：株式会社佐鳴

🦶 汚れ・角質の取り方 🦶

水や乳液を浸み込ませた綿棒で、爪の
ふちと皮膚の境目をなぞるようにして角
質を取る。

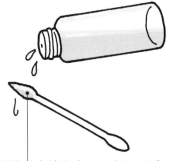

綿棒は先端を少しほぐしてから、
水で濡らす、もしくは乳液で湿ら
せると汚れが取りやすい。

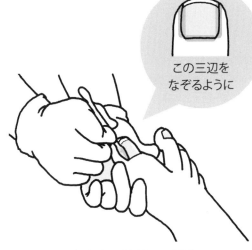

この三辺を
なぞるように

爪と皮膚の境目の三辺を
綿棒で拭き取る。

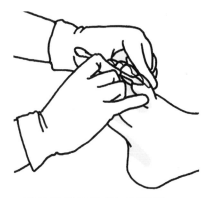

爪の裏側の皮膚との境目に
綿棒を入れて拭き取る。

※イラストは対面から見た場合

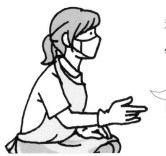

利用者にとって慣れないケアは不安になります。
必ず何をするのか説明をしましょう。

「爪の周りをきれいに
おそうじしますね」

❖ 手順 2. 爪を切る ❖

🦶 切る方向 🦶

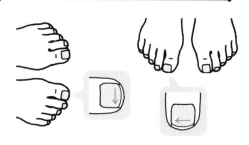

⚠️ケアの前に爪切りとヤスリを消毒

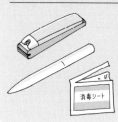

菌が残っている可能性があるので、爪切りとヤスリを消毒シートで拭きます。

消毒シート

爪は、横並びで座った時は、向こう→手前へ（左のイラスト）、
対面で座った時は、右→左へ（右のイラスト）切ります（左利きの場合、左→右へ）。

🦶 指の長さを基準に切る 🦶

高齢者の爪は変色して白い部分の見分けがつかなくなっている場合もあるので、どれくらい切るかは、爪の白い部分にまどわされず、指の長さを基準にして決めます。

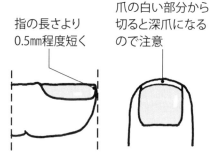

指の長さより
0.5㎜程度短く

爪の白い部分から
切ると深爪になる
ので注意

🦶 数回に分けて少しずつ切る 🦶

一度にたくさん爪切りに挟むと、爪に負荷がかかって割れる原因になります。数回に分けて少しずつ切ります。

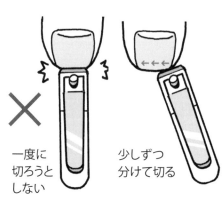

一度に
切ろうと
しない

少しずつ
分けて切る

ヤスリで削る分を少しだけ残す

切りたい形、長さになるまですべて爪切りで切るのではなく、長さと両角を少し余分に残し、残りはヤスリで仕上げます。

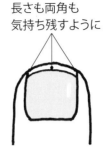

長さも両角も
気持ち残すように

指先で触れて長さを確認する

爪の長さは、爪が指からどれくらい出ているのか、自分の指先で触れてみるとわかりやすいです。

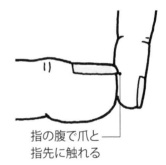

指の腹で爪と
指先に触れる

切り残しがないか確認する

爪の端にとげ状の切り残しがないかよく見て確認します。あれば切りますが、切るのが難しければ、とげの先端が丸くなるようヤスリをかけます(P71参照)。

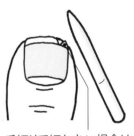

爪切りで切れない場合は
ヤスリで丸くする

最後にヤスリで整える (⇒次ページ参照)

靴下や布団などに爪が引っかからないようにするため、直線部分と両角にヤスリをかけて丸くし、スクエアオフの形に仕上げます。

❖ 手順 3. ヤスリで整える ❖

※イラストは対面から見た場合

👣 ヤスリは一方向にかける 👣

ヤスリは往復せず一方向にかけるのが基本です。
爪切りと同じく爪の両端を支えて動かないように持ちます。

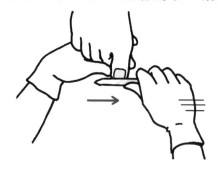

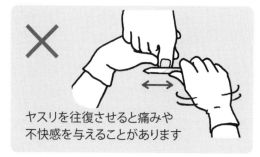

ヤスリを往復させると痛みや
不快感を与えることがあります

👣 ヤスリの表と裏の使い分け 👣

粗い目と
細かい目を
使い分ける

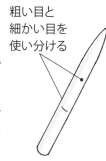

ヤスリの両面に目がある場合、片面は粗い目、片面は細かい
目になっています。
目の粗い方で大まかに整え（手順①②③）、細かい方で仕上
げます（同④）が、高齢者は爪が硬い人が多いので、状態に
よってはすべて粗い目の面を使います。

＊治療が必要ではない程度に巻いた爪は、爪切りで切らずに、最初からヤスリで整えるほうが
　やりやすい場合もあります。

利用者の様子も気にかける

10本の指の爪を切るのは時間もかかります。途中、
「姿勢はつらくないですか」など尋ね、様子や表
情を確認しながら行いましょう。

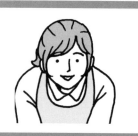

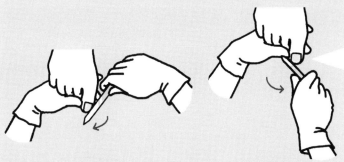

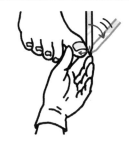

①向かって右角から中央へ　→　②左角から中央へ

①と②のコツは、爪と皮膚の間にヤスリを入れて、奥から手前に引くように

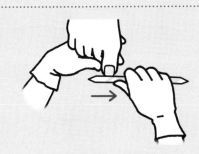

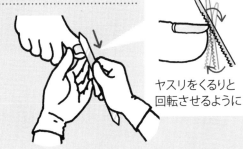

→　③直線は一方向に　→　④爪から指の腹の方向に　→

ヤスリをくるりと回転させるように

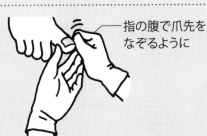

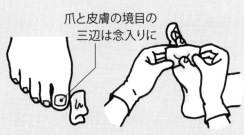

指の腹で爪先をなぞるように

爪と皮膚の境目の三辺は念入りに

⑤消毒シートで拭き取りながら、引っかかりや毛羽立ちがないか手で触れて確認。引っかかりがあれば、その箇所にヤスリをかける。　→　⑥すべての爪にヤスリをかけたらもう一度消毒シートで拭き取る。指の間はシートを差し込むように。

❖ こんな時はどうする？ ❖

🦶 深く切りすぎてしまった場合 🦶

痛みはないか、出血はないか確認。

↓

出血があればお湯や水で洗い流してから消毒し、
ガーゼを当ててテープで固定して様子を見ます。

↓

出血が止まらない場合、傷が深い場合は病院へ。

浅い傷の場合、止血を確認したら絆創膏で保護し、
翌日に傷の様子を確認します。
問題がなければ絆創膏を外します。

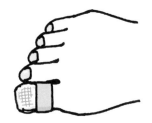

爪切りでは切れないような爪

変形した爪は

厚い爪、巻き爪は、ハサミ型の爪
切りニッパーで切ることができます。

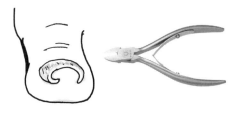

写真提供：株式会社マルト長谷川工作所

厚く盛り上がった爪は

盛り上がったように厚い爪はグライ
ンダーという機器で爪の表面を削
ることができます。

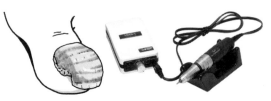

写真提供：浦和工業株式会社

ニッパーもグラインダーも使いこなすのは難しいので、
専門家、皮膚科に処置してもらいます。

❖ 道具の洗い方 ❖

爪切り、爪用ヤスリ、トレイ、次ページで紹介する踵用のヤスリは、除菌ができる食器用洗剤を使って手袋をしたまま歯ブラシで洗い、流水ですすぎ、完全に乾かします。

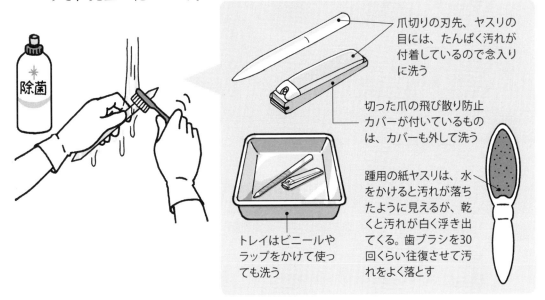

爪切りの刃先、ヤスリの目には、たんぱく汚れが付着しているので念入りに洗う

切った爪の飛び散り防止カバーが付いているものは、カバーも外して洗う

トレイはビニールやラップをかけて使っても洗う

踵用の紙ヤスリは、水をかけると汚れが落ちたように見えるが、乾くと汚れが白く浮き出てくる。歯ブラシを30回くらい往復させて汚れをよく落とす

道具の保管場所

洗った道具は、むき出しのまま出しておかないようにしましょう。ホコリや空気中に浮遊する菌が付着する可能性があります。ファスナー付きの袋や引き出しの中などに保管します。

⚠ 爪切り、ヤスリは使う直前にアルコール消毒を

爪切りや爪用ヤスリは、最も白癬菌が付着しやすい道具です。
使う直前に消毒シートで拭き取ることを習慣化しましょう。
爪切りは、洗浄して乾燥したものを用いれば、
手と足で同じものを使っても構いません。

❖ ヤスリをかけて軟らかくする ❖

角化によって厚く、硬くなっている踵にヤスリをかけて
軟らかさを取り戻します。

踵専用のヤスリを使います。ヤスリ部分
が紙製、ステンレス製、ガラス製のもの
などがありますが、紙製で張り替え式に
なっているものが便利です。

使う道具

消毒シート

拭き取り用の消毒シート

踵専用のヤスリ

水をたっぷりかけ湿
らせてから使うと、扱
いやすく角質の粉も
飛びにくい。

× **軽石は使わない**

軽石のような目の粗いものを使って強い
物理的な刺激を頻繁に与えると、角質が
さらに硬くなるので、使用は避けます。

❗ 入浴直後のヤスリがけは避ける

入浴や足浴の直後の皮膚は軟らかくなっていて削りや
すいですが、削りすぎてしまう心配があるので、ヤスリ
がけは爪切りの後に行います。

第1章
介護に役立つ
フットケア

第2章
高齢になると
足はどうなるのか

第3章　観察編
フットチェック
の仕方

第4章　実践編
フットケアを
やってみよう

第5章
日常生活編

❖ ヤスリをかける手順 ❖

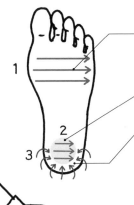

①足の指の付け根の下のあたりは一方向にかける。
　同じ力でなでるようにかける。

②踵の中心部分は一方向にかける。

③踵のふちは、皮膚の丸みにそって外側から内側へ、
　踵の中心に向かってかける。

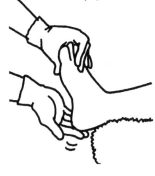

④手で触れて、ざらざらや
　デコボコがないか確認。
　滑らかですべすべの状態
　がよい。

> **POINT**
>
> **タコ、ウオノメにも**
>
> 出血した跡がなければ、
> タコやウオノメにも軽く
> ヤスリをかけます。

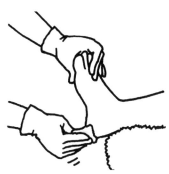

⑤かけ終わったら消毒シートでヤスリをかけた方向と
　同じ向きに拭く。
　消毒シートが引っかかるところがあればヤスリをかけ直す。

⑥左足も同じようにヤスリをかける。

⑦終わったら保湿をする。（⇒次ページ参照）

道具の洗い方⇒ P73 参照

❖ ケアの最後は必ず保湿 ❖

保湿は、ケアの最後に必ず行います。保湿剤は市販の体用保湿剤の中から、皮膚の状態を見ながら質感などの好みも考慮して選びます。高齢者には乳液系の伸びのよいものが適していますが、保湿剤の効果には個人差があるので、かさつきが治らないようなら油分の多い保湿剤に替えます。

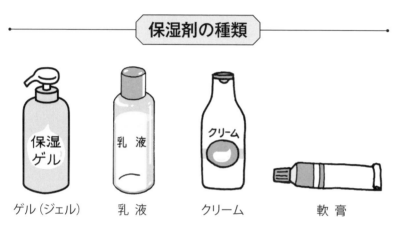

保湿剤の種類

ゲル（ジェル）　　乳 液　　　クリーム　　　軟 膏

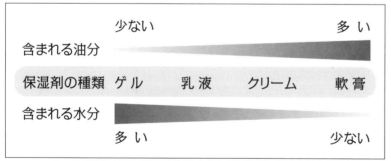

	少ない　　　　　　　　　　多 い
含まれる油分	
保湿剤の種類	ゲル　　乳 液　　クリーム　　軟 膏
含まれる水分	
	多 い　　　　　　　　　　少ない

水分には保湿をする役割、油分には水分を長く持たせる役割があります。

第1章
介護に役立つ
フットケア

第2章
高齢になると
足はどうなるのか

第3章　観察編
フットチェック
の仕方

第4章　実践編
フットケアを
やってみよう

第5章
日常生活編

👣 保湿剤の選び方で気をつけること 👣

☐ 容器の中に手を入れて取らなければいけないものは菌が入りやすいので、
　チューブやポンプ式のものが望ましい。

☐ 匂いには好みがあるので無香のものを選ぶ。

☐ 本人が使っている保湿剤があれば、それを使ってもよい。

☐ 尿素入りのものは、ガチガチにまで硬くなった踵には
　効果があるが、刺激が強すぎる場合があるので、少し塗ってみて、
　利用者にピリピリした感触があれば使用は避ける。

☐ 硫黄、サリチル酸が入っているものは刺激が強いので使わない。

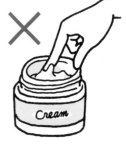

直接、指を入れる
容器は避ける

👣 片足に使う使用量の目安 👣

目安を参考に乾燥の程度によって量を増やします。
足裏の皮膚は厚くて浸透性が低いので他の皮膚より少し多めに塗ります。

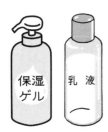
保湿ゲル　乳液

ゲル（ジェル）・乳液
1円玉2個分程度
（1個分は足の裏に使う）

クリーム、軟膏
人差し指の関節
1つ分×2

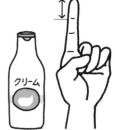
クリーム

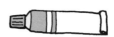

ワセリンは重ねづけがおすすめ

ワセリンは水分が含まれておらず、汗の力を借りて保湿するので、汗を
かきにくい高齢者の肌に塗るには不向きですが、他の保湿剤を塗っ
た上から少量重ねて使うと、保湿が持続しやすく、特に乾燥した皮
膚の人、乾燥しやすい季節にはおすすめの使い方です。（重ねづけ
の塗り方は、P79「注意点とコツ」参照）

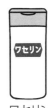
ワセリン

❖ 保 湿 の 仕 方 ❖

🦶 力加減は優しくさするように 🦶

高齢者の皮膚は薄く弱くなっているので、強い力で塗るのは避け、優しくさするように塗ります。

相手の右足（向かって左の足）から始めます。

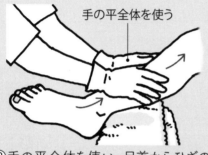

手の平全体を使う

②手の平全体を使い、足首からひざの方に向かって塗り伸ばす。指先だけで塗ると、塗られる方はあまり気持ち良くありません。

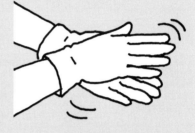

①保湿剤を両手に広げる。

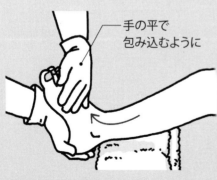

手の平で包み込むように

④足首から指先に向かって塗る。

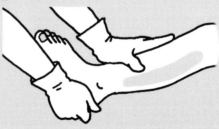

③片手で足を支えながら側面〜ふくらはぎも塗る。塗り残しがないように、足を支える手を、右手・左手と替えながら塗っていく。

🦶 注意点とコツ 🦶

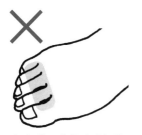

水虫ができやすくなるので
指の間には塗らない。

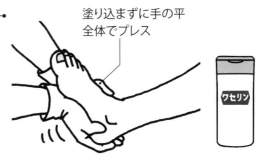

塗り込まずに手の平
全体でプレス

1回目に塗った保湿剤の上からワセリンを
併用する場合、ワセリンを広げた両手を
そっと押し付けるように。

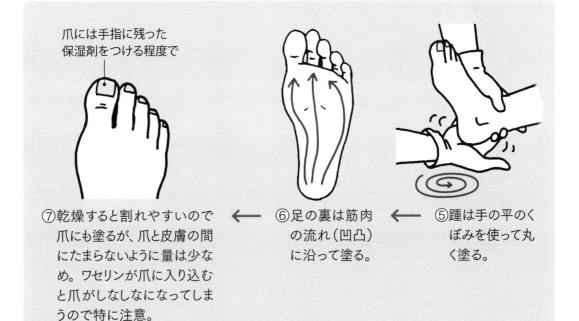

爪には手指に残った
保湿剤をつける程度で

⑦乾燥すると割れやすいので
爪にも塗るが、爪と皮膚の間
にたまらないように量は少な
め。ワセリンが爪に入り込む
と爪がしなしなになってしま
うので特に注意。

← ⑥足の裏は筋肉
の流れ（凹凸）
に沿って塗る。

← ⑤踵は手の平のく
ぼみを使って丸
く塗る。

もう片方の足も同じように塗ります。
滑りやすいので、終わったらすぐに靴下をはいてもらいます。

❖ 清拭の仕方 ❖

入浴も足浴もできない場合、清拭や足湯をしましょう。

清拭は、蒸しタオルやお湯に浸けて絞ったタオルで足を温めながら拭きます。ここでは電子レンジで作った蒸しタオルを使う方法を紹介します。

用意するもの

ハンドタオル2枚 ⇒ 左右の足に1枚ずつ使う

または

フェイスタオル1枚 ⇒ 表と裏で左右の足に使う

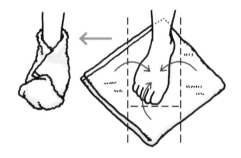 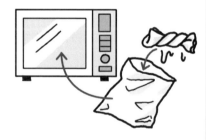

← ②ビニール袋から取り出したタオルの対角線上に足をおいて、左右→つま先の順にタオルを折って足を包みます。

※フェイスタオルを使う場合は二つ折りにして使う。

← ①水に浸けて軽く絞ったタオルを電子レンジ対応のビニール袋に入れ、500Wで1分間温めます。

※手で持てる温度がちょうどよい。

08

清拭・足湯

第1章 介護に役立つフットケア

第2章 高齢になると足はどうなるのか

第3章 観察編 フットチェックの仕方

第4章 実践編 フットケアをやってみよう

第5章 日常生活編

❖ 足 湯 ❖

お湯に足を入れるだけでも、体全体に効果があります。

足湯の効果

- リラックス

- 血流量が増加し
  体も温まる

- 水圧には足の引き締め
  効果もあるので、
  むくみが取れやすい

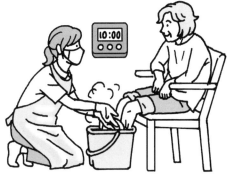

足浴用のバケツ、
たらいなどに
37℃〜39℃の
お湯を入れ、
10分程度浸ける

足湯をすると副交感神経が優位になって血圧が下がることも
あるので、そばを離れないようにしましょう。

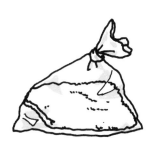

⑤使い終わったタオルは、
　洗濯するまで電子レン
　ジで使ったビニール袋
　に入れておきます。

←

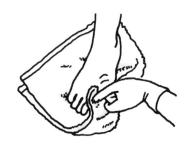

④タオルをはがしながら、
　指の間、爪の周りなど
　細かい箇所を拭きます。

←

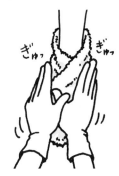

③両手で足を包み込むよ
　うに軽く圧をかけます。
　ぎゅっぎゅっと汚れをタ
　オルに移すイメージで、
　手の位置を変えながら
　圧をかけましょう。

フットケアが心に与えるもの

足は、「足を向けて寝られない」とか、「足元にも及ばない」という言葉で示されるように、体の中では決して優位に扱われる部位ではありません。気が及ばない場所、ともいえるでしょう。知らぬ間に穴の開いた靴下をはいていたという経験がある方も少なくないと思います。だからこそ、油断した本当の心の状態が表れやすい部位、ともいえます。急にはだしになるように言われると、恥ずかしいと感じる方が多いのは、それが一端にあるからではないでしょうか。

私が親しくしている公認心理師のカウンセリングルームは一軒家で、カウンセリングを受けるためには靴を脱ぐ必要があります。その時、表情は何でもない様子でか、足が震えてスリッパがはけない方もいるそうです。先に挙げた慣用句も、「足を向けるような失礼なことができないほどの感謝がある」、「追いつける状態ではないほど相手が優れていて感服している」といった、その人の感じている内面を表すことが多いように思います。また、フットケアをしていると、つま先からも育て、より多くの方が足を大切にできる場を増やしていきたいと思います。の隙間からペットの毛が出てきたり、つま先からたばこの匂いがしたりする方もいます。この

ように、心の状態や生活背景が、足から見えることが少なくありません。つまり足に触れるケアをするということは、その人の心に触れることと同じなのだと私は思っています。実際にフットケアを受けに足以外のいろいろなお話に来られる方が多く、中には来て話をすることを楽しみにしている方もいます。日ごろの心の重荷を、ほんの少しでも降ろすそうした時間が、足をケアすることでできるのは、とても幸せなことだと感じます。そしてこれは、自分に対してもできることです。自分で自分自身をいたわることができる。それがケアの最高峰だと私は思っています。

ですので、自分の体を長い間、全身の皮膚の数％の面積で支えてくれている足に、時々でもいいのでいたわりや感謝の気持ちをもって接していただけると嬉しいです。中には、症状が、自分でいたわってケアできる範囲を超えてしまう方もいらっしゃいます。そうした方が、この人になら足を見せてもいい、と思える存在でいたいと思っています。また、そうした人材をこれ

第5章

日常生活編

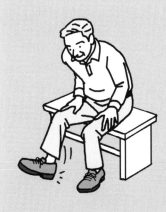

01

足の生活習慣病を防ぐ

第1章
介護に役立つ
フットケア

第2章
高齢になると
足はどうなるのか

第3章　観察編
フットチェック
の仕方

第4章　実践編
フットケアを
やってみよう

第5章
日常生活編

❖ 靴選びの大切さ ❖

足を清潔にして正しく爪を切っても、合わない靴を履いていては、せっかく得られたケアの効果を失うばかりか、靴ずれ、タコ、ウオノメ、巻き爪などの原因になります。これらは、「足の生活習慣病」ともいえます。いつまでも元気に歩く健康な足のために、靴についてもきちんとした知識を持つことが必要です。

足の動きを妨げない靴を選ぶ

人が歩く時、足は以下のような動作を繰り返しています。

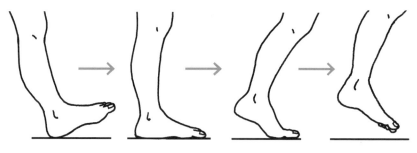

①踵が接地　②足底が接地　③踵が地面から離れると同時に指とその付け根で地面を蹴る　④足指が地面から離れる

靴を履いて安定した歩行をするためには、それぞれの動作で足が本来持っている機能を損なわず、歩行をサポートする構造の靴を選びます。フットケアで足の健康を保っていても、靴で歩行機能が削がれては元も子もありません。

外でも室内でも転倒予防を

「履ければいい」「楽だから」「脱ぎ履きしやすい」といっ
た理由だけで靴を選ぶと、思わぬところで脱げたりつま
ずいたりして、転倒事故を招く原因になることがあります。
高齢者はつま先が上がりにくくなっていたり、歩幅が小さ
くなっていたりして、ちょっとした段差でも転ぶ事故が増
えます。居室で過ごす人が多いので、屋外用だけでなく
室内履きも履く環境に合わせて選びましょう。

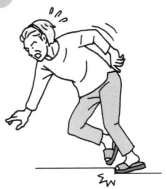

足のトラブル別——病名・症状別の診療科

病名・症状	診療科
足白癬・爪白癬・厚い爪・爪の変色・爪がもろいなど	皮膚科
タコ・ウオノメ	皮膚科、整形外科、形成外科
巻き爪・陥入爪による出血・痛み	皮膚科、整形外科、形成外科
外反母趾・内反小趾など足の変形	整形外科

◆上記の診療科でも、診療所や病院によっては診察できない場合もありますので、
　予め電話で確認してから診察を受けるようにしましょう。

フットケア外来を利用する

フットケア外来のある病院では、変形の進んだ爪の爪切り、タコ・ウオノメの処置、
スキンケア・角質ケアなどの治療を受けられる他、自分でできるフットケアのやり
方、靴の選び方や専門の靴を扱っている店舗情報なども教えてもらえます。

◆糖尿病があり、神経障害等の合併症を伴っている患者を対象としている場合が多いので、受診前
　に病院に確認してください。

（社）日本トータルフットマネジメント協会のHPでは、協会の指定校、足の専門校スクールオブペディの認定資格取得者
であるフットケアスペシャリストを紹介しています。所属している施設や病院名も掲載していますので参考にしてください。
（社）日本トータルフットマネジメント協会　https://www.japanfoot.or.jp/

1. 自分の足に合う正しいサイズを知る

①足の長さより余裕がある

足指は、地面を踏みしめた時に伸びています（P84イラスト②の動作）。靴の長さに余裕がないと指が縮こまり、しっかりと踏みしめることができません。目安として自分の手の親指の幅ひとつ分くらい余裕がある靴を選びます。

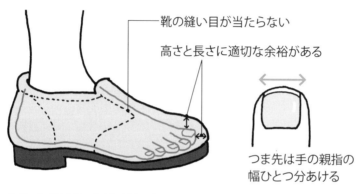

靴の縫い目が当たらない

高さと長さに適切な余裕がある

つま先は手の親指の幅ひとつ分あける

②つま先の高さに余裕がある

接地した足の指は、ぐっと地面を踏みしめて蹴り上げています。この時、力が入った足の指先の関節は「く」の字になり、その分、高くなっています。靴にはこの高さの分のゆとりが必要です。高さがないと足指の関節が靴の中に当たって傷の原因になります。

③中の縫い目が足に当たらない

厚みのある縫い目部分が骨の出っ張りに当たると、傷の原因になります。

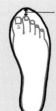

親指の幅

靴の合わせ方

靴から中敷きが外せる場合は外して、足を中敷きの上に乗せてみます。足裏全体が中敷きに収まり、中敷きの先に手の親指の幅の余裕があれば、適切なサイズです。

2. 歩行をサポートする靴を選ぶ

①踵がしっかりしている

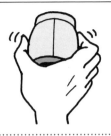

歩行時、最初に地面に着くのは踵です（P84イラスト①の動作）。靴の踵は、自分の踵の大きさに合う固くしっかりしたカップ状になっていれば、ぶれずに安定した着地ができます。手で踵を左右から摑んでも形が崩れないものを選びます。

②紐か面ファスナーで固定できる

足の甲を固定することによって踵も固定できます。

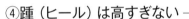

③靴底は1㎝程度の厚みがある

ある程度の厚みがあったほうが
クッションが働き安定した歩行ができます。

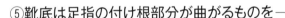

④踵（ヒール）は高すぎない

踵が高すぎると靴の中で足先が前に滑り、
足指に靴が当たって傷や変形の原因になります。高さは4㎝未満に。

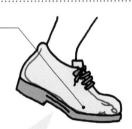

⑤靴底は足指の付け根部分が曲がるものを

歩行時は、足指の付け根の関節が曲がって地面を蹴り出しています（P84イラスト③の動作）。この関節の曲がりを妨げないよう、靴底も同様に、付け根部分は柔らかく曲がり、他の部分は曲がらないものにします。

靴のシャンク（土踏まず芯）

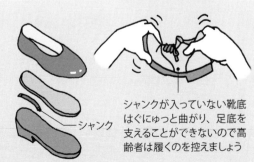

靴の中底には、足裏の土踏まずに当たる部分にシャンクと呼ばれる固い芯が入っていて、靴の変形を防止しています。一般的な靴底は、シャンクの先端部分を境に曲がるようになっています。スポーツシューズなどでは、足先までの長さがあっても、足の付け根部分は曲がるように作られているシャンクを用いているものや、目的によってはシャンクを入れていない靴もあります。

シャンク

シャンクが入っていない靴底はぐにゅっと曲がり、足底を支えることができないので高齢者は履くのを控えましょう

3. 居室で履く靴の選び方

施設などの居室であっても、思わぬ転倒事故の原因にならないように、室内履きには脱げにくく安定した歩行ができる靴を選びます。

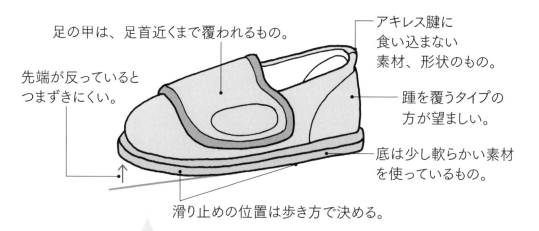

足の甲は、足首近くまで覆われるもの。

アキレス腱に食い込まない素材、形状のもの。

先端が反っているとつまずきにくい。

踵を覆うタイプの方が望ましい。

底は少し軟らかい素材を使っているもの。

滑り止めの位置は歩き方で決める。

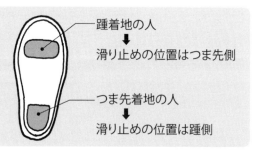

足裏の滑り止めの位置は、その人の歩き方がつま先着地か踵着地かで決めます。つま先に滑り止めがついていると、つま先着地の歩き方になっている高齢者の場合、床に引っかかってつまずく恐れがあります。歩き方をよく観察して選びましょう。

踵着地の人
↓
滑り止めの位置はつま先側

つま先着地の人
↓
滑り止めの位置は踵側

高齢者は歩き方も考慮して選ぶ

すり足歩行の人は、靴の中で足が前方に滑ってしまい、指が曲がった状態で歩いています。そのような人が余裕のあるサイズの靴をはくと、靴先が引っかかり転倒する恐れがあります。高齢者は歩き方の改善が見込めないことも多いので、その場合はつま先の余裕よりも履き心地を優先させるケースもあります。

4. 車いす利用者の靴の選び方

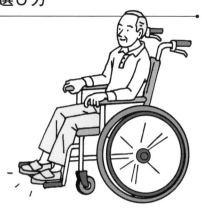

車いすを利用していても、靴に対する意識を忘れてはいけません。バレエシューズや足を覆うだけのカバーのような足底が不安定なものを履いて、足底が着かない生活を送っていては、足が変形していきます。歩かなくても足板にしっかり足底を着けるようにし、その人の足の状態によって、使える機能は使えるような靴を選びましょう。

自走できる人の靴

車いすの座面は、高さ調節ができるものは自走しやすい高さに合わせます。座面の高さによって、床を蹴る足の位置はつま先、または踵になります。床を蹴りやすいように、蹴る位置の方に滑り止めがついている靴を選びます。

座面が高めで
つま先を使って自走

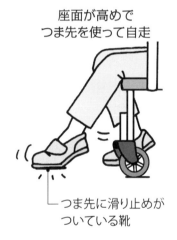

└ つま先に滑り止めが
ついている靴

座面が低く
踵を使って自走

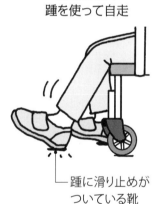

└ 踵に滑り止めが
ついている靴

自走できない人の靴

移乗や座位を取る際、足底全体で体重を支えることができるように、靴底がしっかりした靴を選びます。

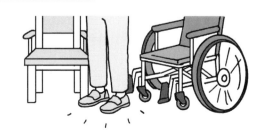

靴の機能を活かす履き方をする

せっかく足に合った靴を選んでも、正しい履き方をしなければ靴の機能を活かすことができません。高齢になると腰を曲げにくくなるので、サッとつっかけて履きがちですが、これは転倒の原因になります。靴の中にきちんと足を収め、正しく履きましょう。

1. 靴紐をゆるめる。

靴紐は履く度にゆるめて締め直します。
ベルトで締めるタイプや面ファスナーも
同様です。

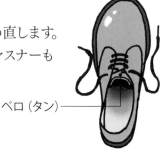

ベロ（タン）

2. 靴の中に小石などの異物がないか確認。

神経障害などで足裏の感覚が
低下していると、異物を踏んで
も気がつかずに傷を作ることが
あります。

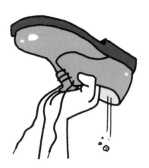

3. 椅子などに座り、靴に足を入れ、靴のベロ（甲を覆っている部分。タンともいいます）を確認。

内側に折れ込んでいないか手を入れて確認し、
折れていれば引き出してシワがないように伸ばします。

4. 足と靴の踵を合わせる。

足のつま先を上げて踵をトントンと床につき、
自分の踵を靴の踵に合わせて収めます。

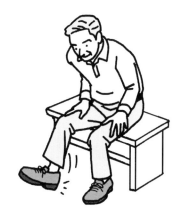

5. つま先を上げたまま紐をしっかり結ぶ。

つま先を上げたまま靴紐を締め
ます（ベルト、面ファスナーも同
様に）。踵を固定した状態で靴
紐を結ぶと、靴の中で足がずれ
ません。紐の締め方がゆるいと
靴の中で足がずれてタコやウオ
ノメができやすくなります。

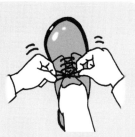

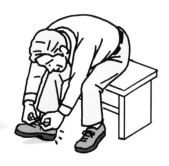

面ファスナー・サンダルの場合

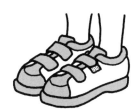

面ファスナーは足の形に添って止め
ます（必ずしも、もともとの位置ぴっ
たりに止めなくてもよい）。

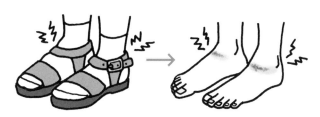

ベルトをきつく締めると、皮膚を傷
つけることがあるので注意します。

足の機能を維持するための簡単にできる足の運動です。レクリエーションの要素もあるので楽しみながら足や足指を動かすことができます。安全のためベッドや手すり付きの椅子に座って行いましょう。

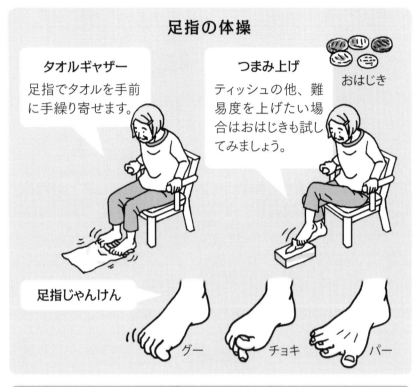

足指の体操

タオルギャザー
足指でタオルを手前に手繰り寄せます。

つまみ上げ
ティッシュの他、難易度を上げたい場合はおはじきも試してみましょう。

おはじき

足指じゃんけん

グー　チョキ　パー

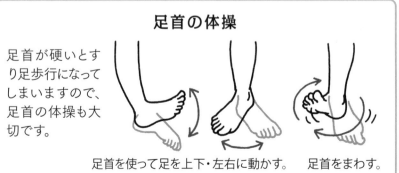

足首の体操

足首が硬いとすり足歩行になってしまいますので、足首の体操も大切です。

足首を使って足を上下・左右に動かす。　足首をまわす。

靴下の穴の開く位置でわかる足のトラブル

靴下から多くの情報を得ることができます。
生地が薄くなってきたら要注意。
早めの対応を。

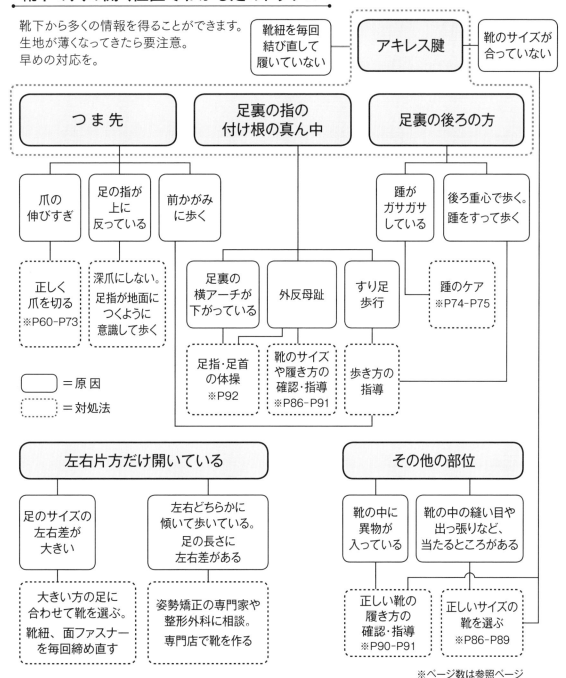

靴紐を毎回
結び直して
履いていない

アキレス腱

靴のサイズが
合っていない

つま先

足裏の指の付け根の真ん中

足裏の後ろの方

爪の
伸びすぎ

足の指が
上に
反っている

前かがみ
に歩く

踵が
ガサガサ
している

後ろ重心で歩く。
踵をすって歩く

正しく
爪を切る
※P60-P73

深爪にしない。
足指が地面に
つくように
意識して歩く

足裏の
横アーチが
下がっている

外反母趾

すり足
歩行

踵のケア
※P74-P75

足指・足首
の体操
※P92

靴のサイズ
や履き方の
確認・指導
※P86-P91

歩き方の
指導

◻ =原因
⌐¬ =対処法

左右片方だけ開いている

その他の部位

足のサイズの
左右差が
大きい

左右どちらかに
傾いて歩いている。
足の長さに
左右差がある

靴の中に
異物が
入っている

靴の中の縫い目や
出っ張りなど、
当たるところがある

大きい方の足に
合わせて靴を選ぶ。
靴紐、面ファスナー
を毎回締め直す

姿勢矯正の専門家や
整形外科に相談。
専門店で靴を作る

正しい靴の
履き方の
確認・指導
※P90-P91

正しいサイズの
靴を選ぶ
※P86-P89

※ページ数は参照ページ

1. ケアのタイミングは、こちらの都合を押し付けない

いつケアを行うかは、こちらがケアをしたい時間ではなく、相手の方のタイミングに合わせます。相手の表情や言葉から、今、ケアをしていいタイミングかどうかを見極めることができるようになるのが一番ですが、慣れないうちは、その方をよく知っている人に確認してもらいましょう。

2. 視線を合わせて話す

目の高さをできるだけ同じにして、どんな方とでも視線を合わせて話しかけることが大切です。

3. ケアの説明は「説得」ではない

ケアに協力していただけるように、これから行うことを説明することは大切ですが、こちらが思うようなケアをするために説得したり、説明をしつこくしたりすると、かえって逆効果になることがあります。相手の気持ちを尊重することを一番に心がけましょう。

4. 話す量のさじ加減を見極める

説明は必要ですが、細かく言われるのを嫌う方もいます。まずはきちんと説明をして、その方の様子を見ながら、どのくらい話しかけたらいいのか、さじ加減を見極めていきます。

5. 拒否的な態度にも穏やかに接する

言葉で思っていることを上手く伝えられない方でも、表情や態度に感情が表れます。拒否的な様子がみられても穏やかに接し、少し時間をおいたり、他の話をしたりして、受け入れた様子、拒否的でない様子がみられるのを待ちます。

6. 次の動作を端的に伝える

これから行うことを、その方にわかりやすく、端的に伝えます。例えば、ベッドで寝ている方のフットケアを寝たまま行う場合、「これから足の爪切りをしますね」といったケアについての声かけはもちろんですが、「足元の布団をとりますがよろしいですか?」といった自分の動作についてもその都度伝えます。

7. 何度も同じことを言われても、はじめて聞くように答える

認知症の方は、「短期記憶の低下」といって、今からさかのぼって近い過去のことを忘れがちです。数分前に話した内容をまた繰り返して話をしたり、したことを忘れてしまい、同じことをしようとしたりします。ですので、同じ話を繰り返しても、そのことをはじめて聞くように対応をすると、安心してお話をしてくださることが多いです。

強く説得しようとしたり、否定したりすると、気持ちが落ち着かなくなる方もいるので、接し方に配慮しましょう。

8. 会話のつじつまを追求しない。答えようがなくても相槌を

短期記憶の低下で、会話をつじつまの合うように進めていくことが難しい場合があります。その場合、ご本人から必要な情報が得られなくても、行動パターンなどから理解できることもあります。

また、その人にふだんから関わる人から情報を引き出せることも多いです。例えば、突然、ある場所について話をし始めたとします。一見、会話の脈絡がないように思えても、その場所は子どもの頃に過ごした場所だったりします。この場合、その方の出身地や生い立ちがわかっていると、こちらも戸惑わずに話を聞くことができるでしょう。

ご本人との会話が成立しなくても、それを指摘するのではなく、穏やかに関わることが大切です。通常の会話をしているように、相手を尊重する気持ちを抱きながら、相槌を打ったりうなずいたりしながら接していきましょう。

A 導入するポイントとして、①人、②物、③環境を整えます。

①人

フットケアに興味がある人を集めて、小さな勉強会などから始めてみてはいかがでしょうか。そこから施設内に広めるためのチーム作りをしていくと意識が高まりやすいと思います。施設内のフロアやユニットなどに偏りがないように、均等にメンバー配置がなされていると理想的です。

②物

フットケアをするために必要な物品を揃えていきます。足浴バケツなどは、施設は常備されているところが多いと思いますし、ふつうのバケツなどでも対応可能ですので、どこに何がいくつあるのか、フットケアに使用できる物品について、一覧表などに整理してみるとよいでしょう。また、爪切りや爪ヤスリなど、新たに購入が必要なものもあると思います。施設によって購入するための予算が決まっているので、管理者と相談し、何がいくつほしいのか等を、その理由とともに根気強く誠意をもって伝えてみましょう。購入したら、その管理やメンテナンスも確実に行っていきます。

③環境

フットケアが実施しやすい勤務時間の調整や、施設スタッフ、利用者の理解、物品を管理する場所の確保等、円滑に行えるように整えていきます。一気に行うというよりは、少しずつ実施しながら理解していただくほうが定着しやすい場合もあります。また、誰しもが可能なケア、チームで関わったほうがうまくいくケアがあります。その人がいなければ継続されない状況ではなく、フットケアをすることが当たり前という状況を、どうしたら自分の施設では作れるのか、ということを、早い段階から管理職なども交えて、考えていくことが大切です。

06

フットケア Q&A

第1章 介護に役立つフットケア

第2章 高齢になると足はどうなるのか

第3章 観察編 フットチェックの仕方

第4章 実践編 フットケアをやってみよう

第5章 日常生活編

Q2 介護のためのフットケアの専門技術は どこで学べますか？

A 公的な教育施設でフットケアを教えているところはほとんどありません。民間のフットケアスクールや資格認定を行っていることろで受講することになります。内容や受講料、受講期間はまちまちです。㈳日本トータルフットマネジメント協会の指定校、足の専門校スクールオブペディでは、「介護フットケアコース」を不定期に開講しています。また、フットヘルパーという名称を取得できる民間のスクールもあります。

Q3 フットケアに介護保険を使うことができますか？

A フットケア自体は特別なものではないので、身体介護の一環として介護保険を使えるサービスです。訪問介護やデイサービスの時に、そうしたサービスをしてほしい場合は依頼してみましょう。場合によっては断られてしまうこともあります。その時には、できない理由や、どういうところならしてもらえるかアドバイスをもらってもいいかもしれません。また、爪白癬などの医療的な爪ケアとして医師の指示がある場合は、訪問看護でフットケアを受けることもできます。それも訪問看護ステーションによって、やってもらえるところと、できないところがあるので、事前に確認をしてみましょう。

【参考資料】
『はじめよう! フットケア 第3版』（日本看護協会出版会）編集：日本フットケア学会 監修：西田壽代
『フットケア 第2版 基礎的知識から専門的技術まで』（医学書院）編集：日本フットケア学会
『ナーシング・トゥデイ』（日本看護協会出版会）29(2):74-76,2014. 29(3):81-83,2014. 29(4):70-73,2014. 29(5):71-75,2014. 29(6):79-83,2014.
『臨床老年看護』（日総研出版）vol.20.no5,26-31,2013. vol.20.no6,114-119,2013. vol.21.no1,87-91,2014. vol.21.no2,114-119,2014. vol.21.no3,98-102,2014. vol.21.no4,92-96,2014. vol.21.no5,105-108,2014.
『看護教育シリーズDVD 看護ケアに役立つ〈Vol.3〉フットケア』（医学映像教育センター）原案監修：西田壽代

【取材協力】
介護付有料老人ホーム アルタクラッセ二子玉川

フットチェック＆ケアシート

利用者氏名	実施者	日付

爪	A ボロボロ B 巻き C 厚み（3mm以上） D 深爪 E 割れ・かけ F その他（　　　　　　　　　）	A〜Sの部位を図に書き込む
皮膚	G タコ・ウオノメ H 踵のひび割れ I 指の間の皮むけ J 傷・靴ずれ K 水ぶくれ L 赤み・腫れ M その他（　　　　　　　　　）	
症状	N 冷え O しびれ P 痛み Q むくみ R 乾燥 S その他（　　　　　　　　　） **足の匂い**（ あり ・ なし ） **足の脈の触れ**（ 確認できる ・ 確認できない ・ していない ）	
足の形	T 外反拇趾 ・ 内反小趾 U ハンマートゥ ・ クロウトゥ ・ マレットトゥ V 土踏まず（ 高い ・ 低い ）	○で囲む

靴	**サイズ** （　　　　　　　　　cm） **タイプ**　・ひも靴　・面ファスナー　・スリッポン　・サンダル　・長靴 　　　　　・安全靴　・パンプス　・その他（　　　　　　　　　　　　　） **材質**　・布　・革　・その他（　　　　　　　　　　　　　　　　　　） **靴底のすり減り**…… 右図に書く 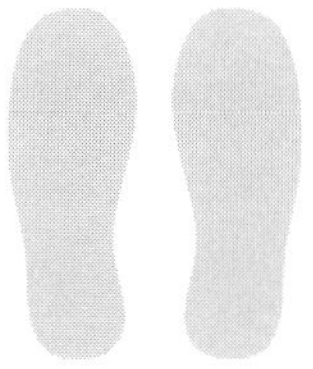
靴 下	**はく**　　ゴムの強さ（皮膚にあとが強く残る　・ちょうどいい　・ゆるくて脱げがち） 　　　　長さ（くるぶし　・すね　・膝下　・その他（　　　　　　　　　）) 　　　　つま先（5本指　・足袋型　・分かれてない　・その他（　　　　　）) 　　　　擦れて穴が開いている場合、場所を右図に書く **はかない**　理由（ 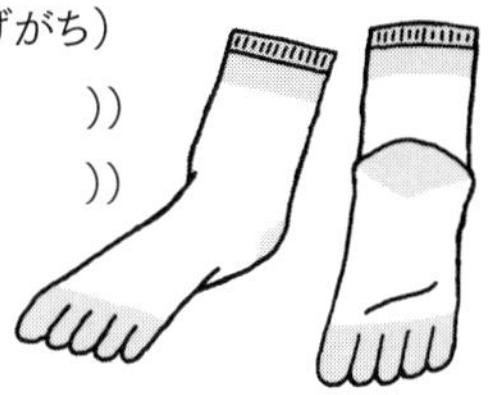　　　　　　　　　　　　　　　　　　　　　　　　　　）

歩 行	自立　・杖　・歩行器　・車いす　・その他（　　　　　　　　　　　　　）
セルフケア能力	爪切り（できる　・できない　・介助があれば（具体的に　　　　　　　　　)) 足への関心（ある　・ない　・言われればやる　・その他（　　　　　　　))
意思疎通	可能・不可能・その他（　　　　　　　　　　　　　　　　　　　　　　　）
主な介護者	
運動・リハビリ	していない　・している（具体的に　　　　　　　　　　　　　　　　　　）
仕 事	していない　・している（具体的に　　　　　　　　　　　　　　　　　　）
疾 患	
薬	

行ったケア				
	かかった時間	行った人	実施内容・次にケアする人への伝達事項等	次のケア予定日
足浴・泡足浴・清拭				
爪切り				
爪の厚さ研磨				
タコ・ウオノメ削り				
踵のケア				
保湿				
マッサージ				
その他				
指導したこと（靴・靴下等）				

99

｜監修｜西田壽代（にしだ・ひさよ）

聖路加看護大学看護学部看護学科卒業。皮膚・排泄ケア認定看護師、保健師、介護支援専門員、救急救命士、日本フットケア・足病医学会認定フットケア指導士、福祉住環境コーディネーター（2級）、日本フットケア学会初代副理事長。日本トータルフットマネジメント協会会長。「足のナースクリニック」代表。聖路加国際病院、東京海上ベターライフサービス株式会社、駿河台日本大学病院を経て、2010年より「足のナースクリニック」代表として、病院や高齢者施設、訪問看護ステーション等と提携し、フットケアや皮膚・排泄ケア分野における患者ケアやスタッフ教育、多職種連携・調整等を実施している。また、講演、執筆活動などを通じ、フットケアの啓発をライフワークとし活動を行っている。監修書や編集書に『新 はじめよう！ フットケア』（一般社団法人日本トータルフットマネジメント協会編、日本看護協会出版会）、『透析室のフットケア』（メディカ出版）などがある。専門書、専門誌への執筆多数。

実践！ 介護フットケア 元気に歩く「足」のために　　　　　　　　　介護ライブラリー

2021年3月23日　第1刷発行
2023年6月26日　第2刷発行

監　修　西田壽代
発行者　鈴木章一
発行所　株式会社講談社
　　　　東京都文京区音羽二丁目12-21　郵便番号112-8001
　　　　電話　編集　03-5395-3560
　　　　　　　販売　03-5395-4415
　　　　　　　業務　03-5395-3615
印刷所　株式会社新藤慶昌堂
製本所　株式会社若林製本工場

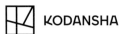

ISBN978-4-06-517440-1

N.D.C.369　99p　21cm